腸から脳を整える最新栄養医学

発達障害は食事でよくなる

溝口　徹

青春新書
INTELLIGENCE

はじめに　「生きづらさ」がラクになる最新栄養医学

「発達障害には食事が関係している」

このようにいったら驚かれるだろうか。

日々の食事が私たちのエネルギー源となり、体を形づくっていることはわかるだろう。その食事がなぜ、発達障害という脳の発達の問題とかかわってくるのか。俄《にわか》には信じがたいかもしれない。

しかし、私はこれまで医師として多くの患者さんに栄養指導をおこない、食事を変えることで発達障害が改善した事例を数多く見てきた。また詳しくは後述するが、アメリカの自閉症団体でも積極的に食事療法を取り入れるなど、海外でも発達障害と食事、栄養の関係は注目されているのである。

食事や栄養が、体はもちろん脳にも影響を与えている――このように考え、薬に頼らず栄養素を用いたアプローチをおこなう治療法を、「オーソモレキュラー療法（分子整合栄養療法）」という。欧米では1960年代頃から研究が進められてきたが、日本ではここ10年ほどでかなり認知されるようになってきた。

オーソモレキュラー療法がカバーしている領域は多岐にわたる。生活習慣病をはじめとする内科系疾患はもちろん、皮膚科、整形外科から、不妊治療や認知症予防にも取り入れられている。そしてうつやパニック障害、統合失調症といった精神疾患でも、確かな効果を上げているのだ。

私のクリニックではうつなどで受診される患者さんのほかに、（大人、子どもを問わず）発達障害の患者さんも多い。そして、ほとんどの患者さんに、何らかの栄養トラブルが見られるのである。

発達障害にさまざまな診断名や症状があるように、発達障害にかかわる栄養トラブルもさまざまだ。大きく分けると、ある栄養素が不足している場合と、逆に悪い影響を与えている場合とがある。

そこで本書では、発達障害と栄養の関係を、以下のように紹介していく。

第1章ではまず、現状の発達障害の診断の問題点と、その根底にある栄養トラブルを見ていこう。それが、糖質の摂取の仕方に問題があり自律神経の乱れを招く「低血糖症」だ。ちなみに低血糖症は発達障害に限らず、さまざまな精神症状を引き起こす。

第2章では、腸の重要性について述べる。「脳腸相関」という言葉を聞いたことがないだろうか。これは、脳と腸の状態が互いに影響し合っているとする考え方だ。つまり、脳の問題である発達障害が、食べ物の消化・吸収をおこなう腸の状態に左右されるということだ。そして腸内環境を乱す代表的な食べ物が、何と小麦と乳製品なのである。

第3章は炎症を取り上げる。発達障害と炎症は、一見何の関係もないように思われるが、「脳腸相関」の視点で見れば、腸の炎症は脳の炎症を引き起こすということになる。その炎症を鎮める決め手となるのが、実は油。しかし、その油のとり方にはコツがあるのだ。

第4章はいよいよ実践編。「発達障害の特性別栄養チャート」を用いて今の状態を評価し、そこに潜んでいる栄養トラブルを探り、改善のためのアプローチを解説していく。これは従来の発達障害の治療法とはまったく異なるものだ。

第5章では、発達障害改善の土台となる食事と生活習慣のアドバイスをまとめた。第4章では発達障害の特性（症状）別のアプローチを紹介しているが、ここで紹介する5つのポイントは、診断名や症状に関係なく取り入れてみてほしい。

また、本書のなかでは、食事や栄養の見直しで発達障害が改善した事例をいくつか紹介している。

「発達障害は食事でよくなる」。

本書を読み終えた方は、そう納得していただけると確信している。

第1章 発達障害に共通する栄養トラブルがあった！

―診立て違いの発達障害―

第2章

発達障害は「腸」からはじまっていた!?

―小麦、乳製品が危ない!―

第3章 発達障害を悪化させる「炎症」の問題
―決め手は油の選び方にある―

第4章

発達障害は食事でよくなる！

―12の特性別栄養アプローチ―

第5章 発達障害がよくなる食事と生活習慣
―最新栄養医学に基づく実践アドバイス―

本文デザイン／青木佐和子
編集協力／樋口由夏

第1章

発達障害に共通する栄養トラブルがあった！

診立て違いの発達障害

「心の病」ではなく実は発達障害だった⁉

最初に、今でも強く印象に残っている患者さんの話からはじめよう。

24歳のAさん（男性）が私のクリニックを訪れたのは、19歳の大学生のとき。はじめて会ったときは、猫背で視線を合わせず、落ち着きがなく常に体を揺らしているような状態だった。そして、診察室でも帽子をかぶり、決して帽子を外すことはなかった。

私のクリニックに来る前に、すでにほかのクリニックにかかっていて、強迫性障害、不安神経症と診断され、数種類の抗精神病薬を服用していた。

初診時にAさんが訴えた症状は、以下のようなものだ。

・とにかく体がだるく、朝起きられない
・電車などに乗っていると、他人の視線が気になってしまう（そのため、学校に行くことができず、当時休学中）
・学校に行っているときも頭がボーッとして、出席しても授業に追いつかない

初診時の血液検査のデータでは、たんぱく質の不足、血糖調節異常、ビタミンB群・鉄・亜鉛の不足、脂肪酸組成（オメガ3系：オメガ6系）の乱れが見られた。

そこから、Aさんの治療がはじまった。食事指導をおこない、糖質制限によって血糖を安定化させ、不足している栄養素を補う食材として、肉や魚など動物性たんぱく質の摂取を増やしてもらった。あわせてサプリメントによる栄養素の補充をおこなった。

Aさんの症状は少しずつ改善に向かい、それに伴い薬の量も減っていった。この頃Aさんが服用していたのは、睡眠導入剤と、不安で仕方がないときだけ抗不安薬を頓服《とんぷく》する程度。日常生活も支障なく送れるようになってきていた。

この時点で、私はAさんを発達障害の専門医に紹介した。すると、広汎性発達障害（注：後述するアメリカ精神医学会版の最新の精神疾患の診断マニュアルである「DSM−5」では自閉スペクトラム症）と診断されたのである。

広汎性発達障害の場合、勉強はできることも多いため、小学校や中学校、高校など、ある程度パターン化した人間関係ですむような時期には、とくに困ることなく過ぎていく場合が多い。もちろん本人は違和感を持っているのだが……。

Aさん自身が後に振り返ると、中学・高校では部活に入ってもすぐにやめてしまい、授業が終わるとすぐ下校し、家で過ごすことが多かったそうである。

大学生になり、人間関係が多様化してきたことによって、今まで潜んでいた副症状が出てきた。それが、ほかのクリニックで強迫性障害、不安神経症と診断されたというわけである。

それでもAさんの場合、早めに発達障害と判明したことはよかった。このまま精神科で治療を続けていたら、ほかの精神疾患の病名が加わり、薬は増える一方であっただろう。

詳しい検査をしてみたところ、Aさんには栄養のトラブルがあり、それがさまざまな問題を引き起こしていたことがわかった。そこで栄養素により体や心の症状を改善していく「オーソモレキュラー療法（分子整合栄養療法）」により、食事指導などの治療が功を奏し、ついにAさんは一切の薬をやめることができたのである。まさか断薬できるまでになるとは、本人も思わなかったらしい。電車での通学も可能となり、帽子をかぶらずに外出することもできるようになった。

さらにはいつも同じ服を着ていたのが、おしゃれにも気を使うようになり、最終的には大学の経済学の勉強が面白くなり、就職せずにそのまま大学院に進学することに決めた。

このケースのように、発達障害は人によっては大学生活や就職後などに障害（特性）に気づくことも非常に多い。そして、その症状から、ほかの精神疾患と診断されてしまうことが少なくないのである。

私はこれまでも、うつや統合失調症などと診断された精神疾患のなかに、実は発達障害が隠れていたというケースに多く出会ってきた。もしかすると、あなたやあなたの周囲の人が心の病と診断されていたとしたら、それは診立《みた》て違いで、発達障害が隠れているかもしれないのである。

発達障害「そのもの」が増えている

発達障害は増え続けている。2002年に文部科学省が通常の学級に在籍する児童生徒についておこなった全国調査では、発達障害の可能性がある児童生徒は6・3％となっており、確実に増えていることが判明、その2年後の2004年に発達障害者支援法が制定された。

その中身は、発達障害の特性が顕在化したら、できるだけ早く支援をおこなうこと、全国の自治体に発達障害者支援センターを設立することなどであった。これにより、発達障害者への支援の必要性が、広く一般に知られることとなったのである。

ただし、これは2年前の児童生徒の調査結果から出てきたものであるため、小児や学生がおもな対象であり、あくまでも教室での問題点という捉えられ方であった。つまり大人については、この時点ではまだ理解が進まなかったのである。

15年近く経った2017年、特別支援教育はどうなっているかというと、増加の一途をたどっている。

しかもその内訳は、知的障害や肢体不自由の生徒の増加に比べて、圧倒的に発達障害（注：データでは自閉症・情緒障害というカテゴリー）が増えているのだ。小・中学校の特別支援学級に在籍している自閉症・情緒障害の生徒は２００２年に2万１３３７名だったのに対し、２０１７年では11万４５２人となっている（文部科学省平成29年度「特別支援教育資料」より）。

また、小・中学校でほとんどの授業を通常の学級で受けながら障害の状態に応じた特別指導を受ける「通級指導」を受けている生徒は、注意欠如・多動症、学習障害、自閉症というカテゴリーにおいて、２００６年では６８９４人だったのに対し、２０１７年では5万４２４７人となっている（文部科学省平成29年度「通級による指導実施状況調査」より）。

これに関しては、２００６年（平成18年）に、情緒障害と区別されていた群から注意欠如・多動症、学習障害、自閉症と細分化され、いわば病名がついたことによる増加ともいえるが、ほかの障害と比較して、通級指導に占める割合が急増したのはまぎれもない事実である。

話を発達障害者支援法に戻そう。

支援法ができた当時の子どもたちがやがて成長し、大人になるにつれて、「大人の発達障害」にも注目が集まるようになってきた。当然といえば当然である。

2016年には、発達障害者支援法が一部改正され、乳児期から高齢期までの支援が掲げられるようになった。そこで大人の発達障害もクローズアップされるようになったのである。

公的支援の必要性が認められると、その結果、「診断」が必要となる。それには発達障害を正しく診断できる医師が欠かせない。ところが、そういった医師は不足している。精神科医でも発達障害を正しく判断できる医師は少ないのである。

そうなると、先述したように、発達障害であるにもかかわらず、別の精神疾患だと診断されてしまう可能性が出てくることになる。また、本来はきちんと治療を受けるべき人が治療を受けられないということにもつながってくる。

また、発達障害の専門医のところに患者さんが集中してしまい、診察を受けるまでに時間がかかってしまう――こうしたことが、今現実に起こっているのだ。

現状の発達障害の診断基準

では、発達障害の診断は、実際にはどのようにされているのだろうか。

代表的なものに、先ほども少し触れた「DSM−5」がある。DSM−5とは、アメリカの精神医学会が編集した診断マニュアルで、精神科などの医師が診断基準として使っている。900ページ近くにも及ぶ膨大な精神疾患の分類と診断の手引書であり、精神科医のバイブルのようなものである。その最新版（第5版）がDSM−5である。

DSM−5の改訂から、「発達障害」は「神経発達障害」と総称されるようになった。神経発達障害では、その症状によって診断名がかなり細分化されているが、ここでは一般読者が聞いたことのある代表的なものに絞って、それぞれの特性を説明しよう。

□自閉スペクトラム症（ASD）

まず、「DSM−5」の改訂により、小児自閉症やアスペルガー障害などのサブカテゴリーを含む、「広汎性発達障害」と呼ばれていたものは、「自閉スペクトラム症」という1つの診断名に統合された。

自閉スペクトラム症の基本的な特性は、以下のようなものだ。

・臨機応変な対応が苦手
・とくに人間関係が苦手で、対人場面での想像力が働きにくい
・こだわりが強い

つまり、他人との社会的な場面で相互関係を持つことにおいての障害である。また、言葉の表面的な意味にとらわれやすいといったコミュニケーションの質的な障害であり、例えば冗談が通じない、表情が読み取れないなど、いわゆるＫＹ（空気が読めない）タイプ、忖度《そんたく》できないタイプである。

こだわりが強いと、自分の決まったやり方に執着したりすることがある。例えば同じ道順を歩く、朝起きてからの行動パターンを毎日まったく同じにしないとパニックになる、といったことがある。また皮膚感覚や聴覚の感覚が鋭かったり、記憶や想起について独特なパターンがあるのも特徴だ。「頭はいいけれどちょっと変わった人」といわれることも多いが、集中すると驚くような能力を発揮する。

私が実際に患者さんに接して感じる特徴は、「こんにちは」とか、「お久しぶりです」「おかげさまで」といったような、よくある挨拶ができない方が多いということだ。もちろん世間話などをするのも難しい。

しかし、「オーソモレキュラー療法」による栄養療法をおこなうと、その場に即した対応ができるように変化していくのである。つまり、「状況を判断→理解→アウトプット」が可能となるのである。

□注意欠如・多動症（ADHD）

次に注意欠如・多動症である。最近はいろいろなメディアでも取り上げられているから、ご存じの人も多いだろう。注意欠如・多動症の特性は、大きく「多動性」「衝動性」「不注意」の3つに分かれている。

「多動性」がある場合は、よく「エンジンがもう1つ余計についている」と形容されるほどの活動性の高さが特徴だ。もちろん、エネルギッシュに次々と活動して、成果を出すこともある。

子どもの場合、とにかくひたすら動き回っていて、注意力に欠け、計画性や落ち着きがないことが多い。歩きはじめから間もないうちに注意欠如・多動症が明らかになることもある。また、体の動きだけでなく、言葉や考えの活発さを伴うこともある。ただ、大人になってもあちこち動き回る人が少ないことからもわかるように、成長するにつれて自然な経過で落ち着いてくることも多い。

「衝動性」については、例えば待つことができない、順番を守れないといったことや、刺激に対して反射的な反応をしてしまい、トラブルにつながるといった特徴がある。

そして3つ目の「不注意」については、実は最もわかりにくい特徴ではあるものの、注意欠如・多動症の本質といわれる症状である。忘れ物が多い、発想がユニークである、ルーチンを身につけられず、同時にいくつかのことに気が配れないといった特徴がある。「多動性」や「衝動性」と比べると、加齢によっても改善しにくいため、大人になってから症状が明確になり、注意欠如・多動症と診断されることが多い。また、「不注意」といわれることの背景には、「過集中」がある。集中し過ぎてしまい、かえってまわりが見えなくなってしまうのだ。ただ、これをうまく使えば、非常に優秀な、いわゆる勉強ができる子になる可能性も高い。

□学習障害(LD)

学習障害にはおもに「読字障害」「書字障害」「算数障害」の3つがある。

「読字障害」は、文字や文章を読むことが困難である症状だ。音読が苦手で、漢字の識別などもできない。また、文章の読み取りができなかったり、長文を目で追えなかったりもする。

「書字障害」は、バランスのとれた文字が書けないのが特徴だ。とくに漢字が苦手であることが多い。いわゆる「てにをは」などの助詞がうまく使えず、板書の書き写しができないのも症状の1つだ。

私のクリニックの患者さんで、書字障害のお子さんがいたが、筆圧が弱いのが特徴的だった。筆圧の弱さは、学習障害のお子さんに共通して見られる。しかし、食事指導をして栄養療法をおこなったところ、見事に筆圧が強くなったという事例がある。また、学習障害だったお子さんが有名国立大学に受かった例もある。

私は、学習障害だからといって「勉強ができない」とはいえない、と断言できる。親御さんのなかには「うちの子は頭が悪い」と決めつけてしまっている場合もあるが、決してそんなことはないのだ。また「板書の書き写しができない」とひと口にいっても、ただ2つのことが同時にできないだけというケースもある。例えば、先生の話を聞きながら板書の書き写しはできない、というようなことだ。決して文字が書けないわけではないのだ。一概に「板書の書き写しができない」＝「書字障害」と名前をつけてしまうのは、私はいささか危険な気がしている。

「算数障害」は、数そのものの概念がわからないのが特徴だ。例えば数の大小や、量の多い少ない、立体や図形などが苦手なのである。

文字は書けるけれども計算だけが苦手、あるいは漢字だけが苦手であるなど、症状はそれぞれだ。

□その他（チック症、吃音、発達性協調運動障害）

その他、「DSM-5」から神経発達障害に追加されたものに、チック症、吃音《きつおん》、発達性協調運動障害がある。

チック症は、すばやい反復性の運動や発声が、意図をせずに起こるのが特徴だ。大きく「運動チック」と「音声チック」に分かれるが、運動チックの場合は、例えば、まばたき、顔をしかめる、首振り、肩すくめなどがある。音声チックの場合は咳《せき》ばらい、鼻鳴らし、奇声や不適切な言葉などを本人の意思なく発してしまう。多くは大人になるにつれて改善したり消失したりするといわれているが、大人になっても症状が続くケースもある。

チック症にはよく向精神薬が使われるのだが、〝低い〟確率で治る。つまり、あまり効かないことが多いのだ。加えて、イライラしたり眠くなったりする副作用がある。私のクリニックを受診するチック症のお子さんは多いが、栄養療法でかなり改善している。とくに効果が高いのがナイアシン（ビタミンB_3）だ。

チック症の場合、親御さんが「育て方が悪かった」と責任を感じてしまうことが多い。しかし、オーソモレキュラー療法でよくなることからもわかるように、育て方は関係ない、と自信を持ってお伝えしたい。

吃音症、いわゆる「どもり」に悩んでいる方も多い。小児期にはおよそ10％前後認められる症状であるため、小学校の低学年にはクラスに1名ほどはいる。ところがその多くは、発達に伴い症状が消失することが多い。小学校高学年になっても症状が継続する場合には、思春期や成人になっても継続することが多く、クリニックを訪れる成人のチック症の患者さんの多くは吃音も症状として認めることがとても多い。

吃音症は、症状の程度や症状が出る場面など個人によって大きく異なるが、「DSM-5」においても小児期発症流暢障害として併記されている。チック症と同様に治療法が確立されていないため、吃音を障害として認定し保護する体制が整えられるようになってきた。

オーソモレキュラー療法では、吃音についてはチック症の関連症状と捉え、ナイアシンを中心とした栄養素の補充が治療法となる。多くのケースで改善を認めるが、とてもよくなり治療が終了した患者さんも、職場や学校の過度のストレスなどによって症状が再発し再受診されることもある。

発達性協調運動障害とは、調整運動ができないのが特徴で、お子さんの場合、障害とは思わず、単に「不器用な子」「運動神経が悪い子」と思われ、受診に至らないことが多いものだ。例えば手と足が違う動きをするジャングルジムに登れない、走り方がぎこちない（右手と右足が同時に動いてしまったりする）、つまずくものがないのによく転ぶ、といったようなことがある。患者さんを見ていると、バランス感覚が欠如していて体勢を維持できないため、いつも体がゆらゆら揺れていることも多い。

このようなお子さんは、運動会などではみんなと同じ動きができないため、非常に目立ってしまう。重度のケースでは、列に並べないこともある。幼稚園児のお子さんを持つお母さんが、年長さんになる頃に症状が改善した我が子を見て、「今日は最初から最後までみんなとお遊戯して、並んで歩いていました」と涙ぐみながら報告してくれたこともあった。

オーソモレキュラー療法の場合、こういったお子さんには「鉄」が効く。なんと運動音痴も鉄で改善してしまうのだ。鉄と運動神経の関係については、第4章で解説する。

成長に応じて症状が変わる

発達障害が難しいのは、成長に応じて特性が変わることである。

先に説明したように、注意欠如・多動症の代表的な特性である「多動性」は、大人になるにつれて薄まる。大人になっても落ち着きがなくあちこち動き回ることはなくなっていく、というのがいい例である。

成長段階における特性を大まかに分けると、以下のようになる。

［乳幼児期］

・人よりものへの興味が強い

・こだわりがある。偏食になることが多い

・（親から見て）育てにくいと感じる

［児童期］

・皆と仲よくできない、座っていられないなどで叱責される

・対人不信や自己評価の低さが形成される

［思春期・青年期］

・同年齢、同性のグループ関係に入れない

・いじめの原因となり、さらなる孤立が生まれる。自己肯定感の低さが見られる

［成人期］

・就労が続かない

・子育てができない

さらに次の段階がある。成人してからの二次障害による精神症状の形成である。これは、先に挙げたような子どもの頃から成人するまでの特性が、発達障害が原因のものであると

見過ごされることによる弊害である。

小学校の時期を過ぎた発達障害のお子さんたちは、中学生以降になると、生きづらさや人間関係でのトラブルに直面しやすくなる。そのことによって不登校やいじめが起きたり、問題行動や対人関係の困難さ、自己肯定感の低さが続いたりする。結果、本人に不安障害やうつ症状、イライラ感などの精神症状が見られることが少なくない。

それが最初の症状だと捉え、そこではじめて精神科を受診すると、何らかの精神疾患と診断され、投薬治療がはじまるのだ。さらには、よかれと思っておこなっているその投薬治療によって、さらに症状が複雑化していくのである。

考えてみてほしい。例えば小学校低学年くらいの時期は、「ちょっと変わっているけれど元気のいい子」と見られ、明るく学校生活を送っていたとする。それが小学校高学年くらいからは、「元気のいい子」だけでは通用しなくなって、だんだん学校に適応できなくなってくる。中学生になると、対人関係がうまくいかなくなり、孤立してくる。そしていじめが起こることもある。そうなれば眠りは浅くなるし、学校に行きたくなくなるのは当然ではないだろうか。

こうして見ていくと、乳幼児期、児童期までに発達障害を見過ごし、スルーしてしまうことが、二次障害による精神症状の形成を招くといっても過言ではないのである。

大人になってはじめて違和感が生じたり、生きづらさを感じ、それが最初の受診のきっかけになると、本当は発達障害なのに不安障害と診断されたり、睡眠障害、強迫性障害、統合失調症、うつ病などと診断されてしまう人が出てきてしまう。大人になってからの生きづらさ、自己肯定感の低さの原因は1つではないが、このような可能性も潜んでいるということを、ぜひ知っておいてほしい。

こういったことを防ぐには、遅くとも児童期までに発達障害の可能性に気づき、対処することが重要になってくる。

発達障害の場合、子どものうちは薬によって症状を軽減することができることもある。ところが発達障害のお子さんは栄養障害を伴っているため、そこへのアプローチがおこなわれないと薬の増量や多剤併用となるのだ。薬が効くタイプであっても効かないタイプであっても、症状の背景にある栄養や代謝のトラブルの補正はすべての発達障害の患者さんにおこなうべき重要なポイントである。このことは発達に伴い生じるさまざまな二次的な精神症状の予防にもつながるものだと思う。

オーソモレキュラー療法の場合には、発達障害のなかの細かい診断や分類にはあまりこだわらない。背景にある栄養や代謝の問題を個々の状態に応じて補正することが中心になる。

実は似たようなことが、発達障害の治療の分野でも見られる。子どもの場合、どう診断されたとしても通級指導や療育につなげ、一定の成果を上げている。療育などの専門家は、医師の診断によって指導を変えるわけではなく、そのお子さんの特徴によって対応や指導方法を変える。

発達障害は医師によって診断名が異なることが多く、さらに発達によっておもな症状も変化するのが特徴である。それならば、診断名にとらわれず、そのケースのその時期に最適な対応をすることが重要なのではないだろうか。

近年問題になっている長期間のひきこもりには、発達障害が原因になっていると指摘されることもある。うつや統合失調症などの病気として診断されてしまう問題だけでなく、これまでは病気や障害とされなかったが、社会的に対応が必要なひきこもりのような問題にも、発達障害がかかわっている可能性を考えると、早期から栄養や代謝のトラブルへの対応をすることによって、現在の、あるいは将来的な問題への対策や予防になると、私は確信している。

従来の診断基準には限界がある

発達障害は、診断が非常に難しいのも事実だ。

診断基準には、先述したアメリカ精神医学会が編集した診断マニュアルである「DSM-5」やWHO（世界保健機関）が作成している「ICD-10」や「ICD-11」（疾病及び関連保健問題の国際統計分類）などの国際疾病分類がある。

しかし、発達障害に関しては、症状も複雑で、診断名も細分化されてきている。これらの診断基準は、それぞれの特徴を持った子どもがどれくらいいるかという統計処理には非常に役立つが、臨床の現場ではあまり役に立たないといわれている。

臨床の現場では当然のことながら、患者さんの症状を改善したり、サポートしたりすることを目的としているが、実際、この診断基準は役に立たないといっている専門医が多いのが現状だ。

その大きな理由は、そもそも発達障害に限らず脳や心のトラブルの診断は、血圧やコレステロールのように数値で測定できたり、画像で診断できたりするものではないからだ。つまり、客観的な指標が乏しいのである。もちろんチェックリストなどはあるが、診断を担当する専門家によって診断が異なるということもある。

さらには、今回DSM-5の診断基準が変わり、アスペルガー症候群という診断名が廃され、ほかの自閉スペクトラム症という名称に統一されたように、ある日突然、異なる病名になってしまうことさえある。

図表1 ／ 発達障害の基本的な特性

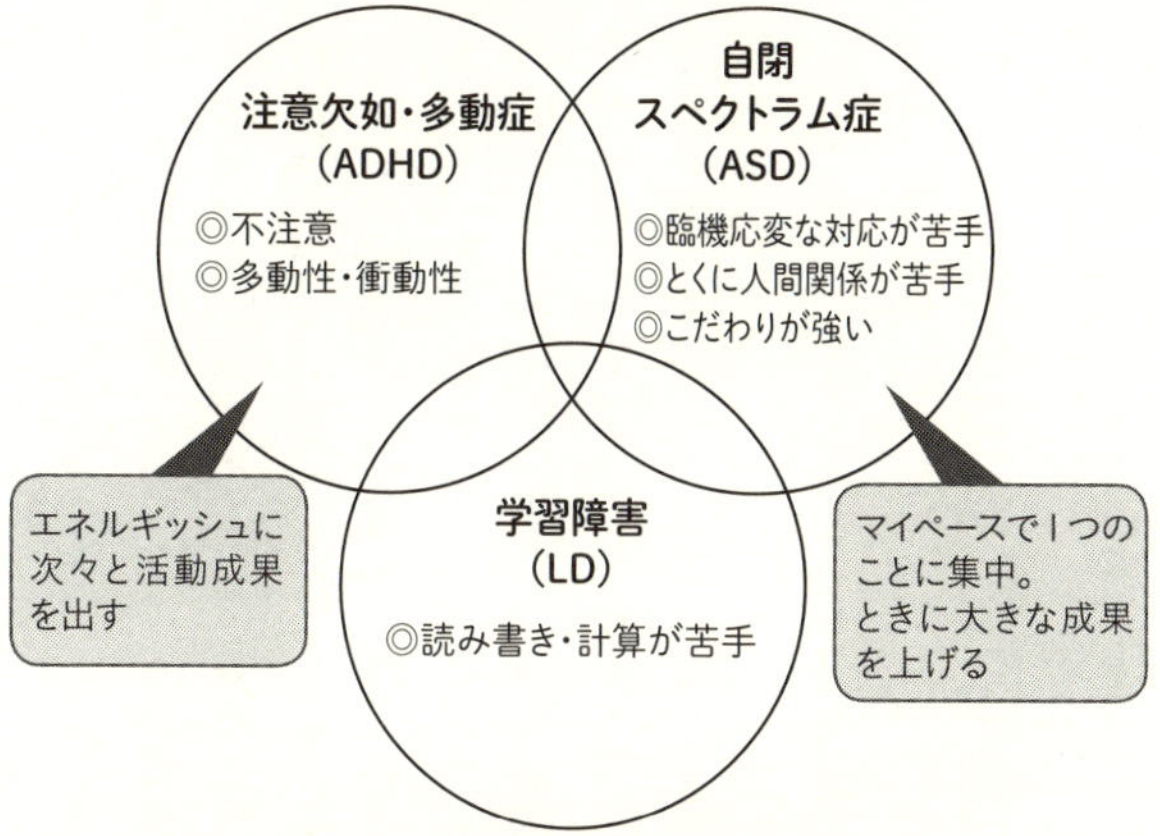

クリアに分けることができない、重複が理解されない

　また、発達障害においてはさまざまな特性が重複していることが多々ある。発達障害の専門家は、今や自閉スペクトラム症や注意欠如・多動症、学習障害など、それぞれの分野での専門家になってしまっているため、それがなかなか理解されていないのだ。

　実際の臨床の現場では、とてもではないが、「あなたは注意欠如・多動症ですね」「あなたは自閉スペクトラム症ですよ」などと、クリアに診断できるようなものではない。

　先ほども説明したように、注意欠如・多動症でも「不注意」タイプで忘れっぽい人もいれば、「衝動性」タイプで、些細《ささい》なことでも怒鳴り散らすような人もいる。まったく特性が違うのに、それでも注意欠如・多動症と診断され、ひとくくりにされてしまうのである。

次に問題となるのは、前項でも述べた二次障害の問題である。ただでさえ重複する特性に、二次障害によるイライラや不安、うつなどの精神症状が重なることによって、輪をかけて診断が複雑になるのである。

二次障害の症状がメインに診断され、背景にある発達障害は診断されないまま、そのほかの精神疾患の病名がついてしまうことも多い。

こうして、現状、表面に見えている精神症状に対する治療がおこなわれる。抗うつ剤や抗不安薬、睡眠薬などの投薬がメインとなり、本質へのアプローチはおろそかになっていくのである。さらに投薬によって症状が複雑になっていくという悪循環に陥るのだ。

その結果、例えば今うつ病と診断されている人のなかにも、見当はずれの診断をされた、発達障害の二次障害の人がかなりいると私は考えている。

診断名より症状にアプローチする「オーソモレキュラー療法」

発達障害とひと口にいっても、その特性が複雑で重複も多いことはおわかりいただけたと思う。つまり、1つの症状や診断名にとらわれていては改善することは難しいのだ。

ここで私がおこなっているオーソモレキュラー療法（分子整合栄養療法）について説明しよう。

オーソモレキュラー療法は、ノーベル化学賞・平和賞を受賞したライナス・ポーリング博士と、カナダの精神科医エイブラム・ホッファー博士の研究によって誕生した。ひと言でいえば、食事の変更と、さらに必要な栄養素をサプリメントで補う治療法である。基本となる考え方は、大きく分けて2つある。1つは、「体内にもともと備わっている物質（栄養素）を意図的に操作する」こと、2つ目が「病気の改善に必要な材料の最適量を補充し、その後は体の代謝に任せる」ことだ。つまり、私たちの体（脳）にある分子である栄養素を、最適なバランスにすることで組織（臓器）や細胞の機能を向上させ、病態を改善させる治療法である。

私たちの体は、すべて食べ物でできている。これはまぎれもない事実だ。

私がオーソモレキュラー療法に携わって、はや20年を超え、日本初の栄養療法専門クリニックを開設してからは15年が過ぎた。心の病と栄養トラブルの関係について解説した『「うつ」は食べ物が原因だった！』（青春出版社刊）という本が注目されたことをきっかけに広く知られるようになったが、それまでは栄養で体の不調、ましてや心の不調まで改善することは、ほとんど知られていなかった。

しかし私は、必要な栄養が不足することによって、体や心に多くの不調が生じること、そして栄養の補充によってそれが改善することを目の当たりにしてきた。今では内科をはじめ、心療内科、精神科、産婦人科、皮膚科、外科など、たくさんの医師がオーソモレキュラー療法のすばらしさに気づき、その効果をそれぞれの臨床の場で証明してくれている。そう、食事を変えれば体が変わり、心も変わるのだ。そしてそれは、発達障害を改善するばかりか、それまで欠点と思われていたものを、すばらしい才能に変えてくれるものだと思っている。

私がオーソモレキュラー療法で発達障害の患者さんを診るとき、もちろん診断名も参考にする。しかし同時に、1人ひとりの患者さんの特性や症状、困っている問題点に対し、栄養や代謝のトラブルなど栄養学的なアプローチで改善を目指していく。

例えば同じ診断名であっても、選択される食事指導や、サプリメントによる栄養補充はそれぞれ異なる。その人に最適な医療を提供する、いわばテーラーメイド医療なのだ。

発達障害の特性は1つではないが、特徴的なものは、栄養素の不足と関連することが多い。療育などとともに、食事の見直しと栄養の補充という、日常で介入できるものが多いのである。

また発達障害の特性は、その人のその時期によっても変化していくものである。スペクトラム＝連続性といわれるように、明確に区別されるものでもない。そのときどきにあらわれる症状、特性の変化や、そのときの問題点を把握し、適切に対応することが重要だ。オーソモレキュラー療法なら、その対応ができると自負している。

「こんなときには、この栄養を補充する」というアプローチをおこなっていくと、子どもの場合は将来的にいろいろなことを改善できたり、もともと持っている特性がプラスの方向に働き、その力を十分発揮できるように育っていく。もちろん大人の場合も、生きづらさが改善し、今よりもっとよりよい未来が築けるようになると確信している。

ちなみにオーソモレキュラー療法は、もともとがうつや統合失調症の治療に応用された治療法であるため、脳のトラブルである自閉症に対しても多くの実績がある。

オーソモレキュラー療法には2つの側面がある。1つはつらい症状を緩和するという対症療法的な側面、そして多くの症状に関係する、根本的な栄養や代謝のトラブルに対してもアプローチする側面の2つである。そして後者は、根本的な治療につながるのである。

栄養トラブルは血液検査でわかる

私のクリニックには、どのような症状であれ、すべての患者さんに血液検査をおこなっている。それは、血液検査によって全身の栄養状態を把握するためである。その結果、足りない栄養素がわかるのだ。

検査項目は約70項目にわたり、通常の健康診断やほかの医療機関で「問題なし」「異常なし」という結果が出たとしても、血液検査結果をもとに分子整合栄養医学的にデータを解析することで、通常の検査などでは判明しないさまざまな不調の原因を発見することが可能になるのである。


発達障害の患者さんに血液検査をおこなうと、ある共通の栄養トラブルがあることがわかった。それが「低血糖症」である。

最近ではメディアでもよく取り上げられるようになったため、知っている人も多いかもしれないが、「低血糖症」という名前から想像されるような、血糖が低くなること、あるいは血糖値が低いことが問題なのではない。

もちろん、糖質が高いものや甘いものを食べて血糖値を上げることは、何の治療にもならない。高熱が出たときに解熱剤を飲んで熱が下がっても、根本的な解決にならないのと同じように、一時的に血糖値を上げても根本的な解決にはならない。

低血糖症とは、血糖値の変動を調節するために関与しているさまざまなホルモンや自律神経のトラブルによって起こる、多くの症状の総称である。海外では「血糖調節障害

図表2 ／ 正常な血糖曲線

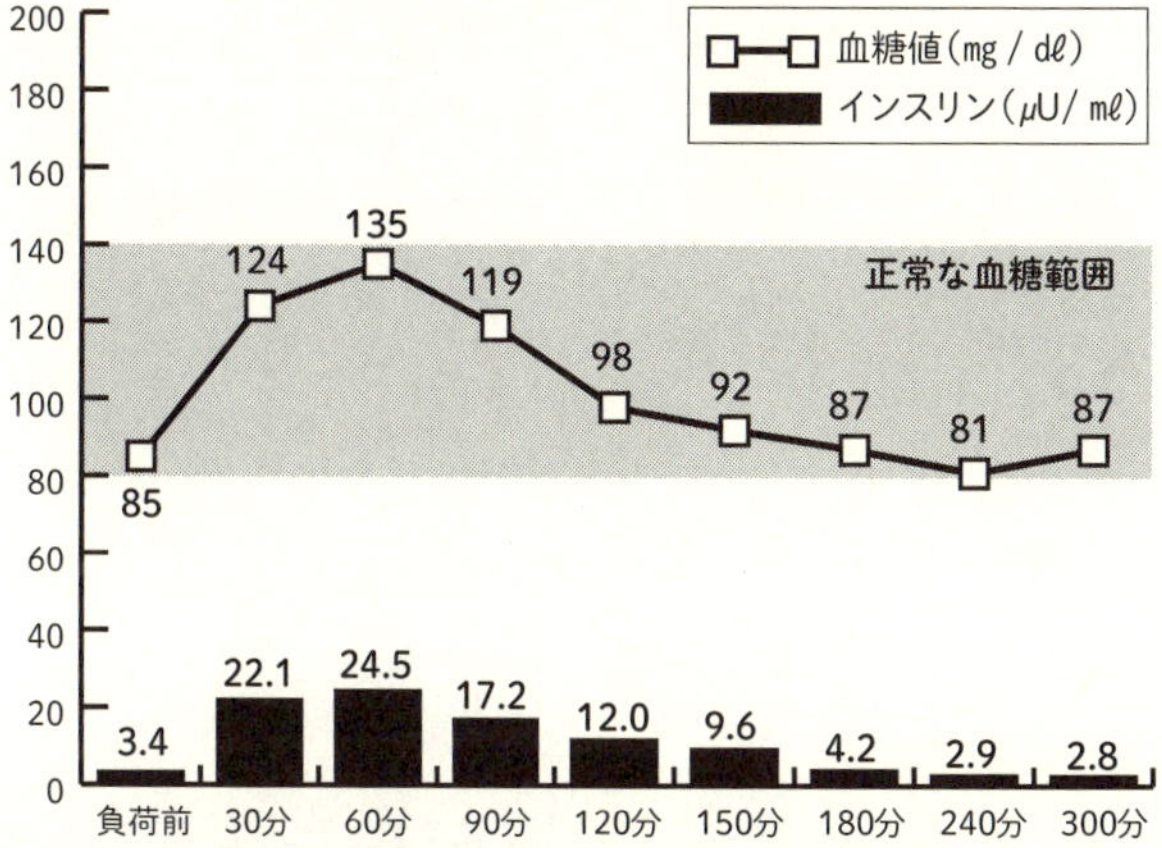

ブドウ糖を摂取後、5時間の変化を見たもの。血糖値は負荷前の空腹時血糖よりも下がることはない。

図表3 ／ 低血糖症（反応性）の血糖曲線

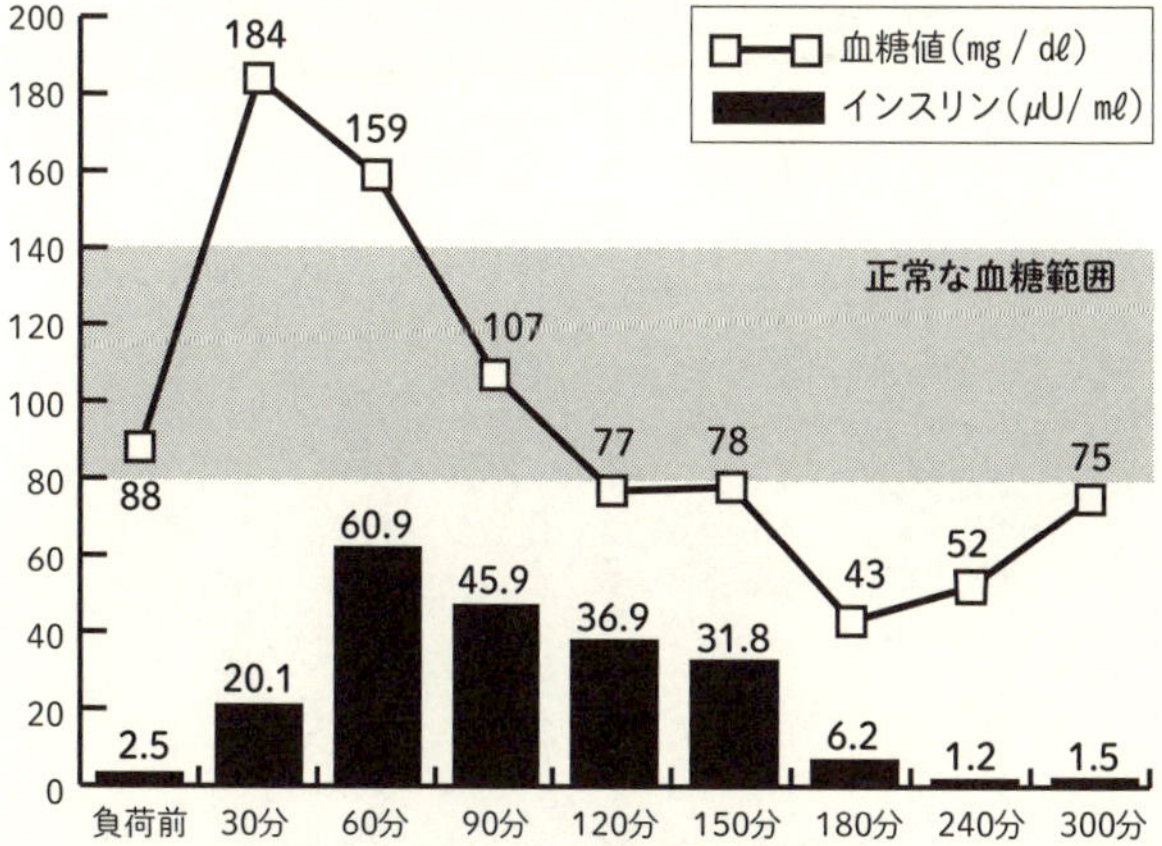

急激に血糖値が低下し、180分後には負荷前（空腹時）の50%まで低下している。

（dysglycemia）」と呼ばれ、うつなどをはじめとした多くの精神症状の原因になると認識されている。

通常、私たちの体は糖質を摂取すると、血糖値がゆるやかに上がり、その後、上がった血糖を下げるためにインスリンというホルモンが分泌され、血糖がゆるやかに低下し、血糖値は安定する。ところが低血糖症の場合、食後に急激に血糖値が上がってしまうため、それを下げようとインスリンが大量に分泌されて、逆に血糖値が下がりすぎてしまうのだ。すると今度は、下がった血糖値を上げようと働くホルモンが分泌される。ただこれも大量に分泌されてしまうと、自律神経に乱れが生じ、心身に不調が生じてしまうのだ。

このときどのホルモンが優位に出てくるかで症状も違うが、例えばイライラする、疲労感がある、不安感、手のしびれや動悸《どうき》、頭痛、筋肉のこわばり、眠気、集中力の欠如などの症状が出てくる。このような症状は、うつやパニック障害と診断されるような症状とも共通しているため、そのような診断を下されてしまうことがある。

ちなみに、発達障害の患者さんには、睡眠障害や昼間の眠気が多く見られるが、これらにも低血糖症が深くかかわっている。低血糖症は、さまざまな精神疾患や脳のトラブルとかかわっているのだ。

何が発達障害の原因になるのか

先に発達障害が増えていることを述べた。発達障害の患者さんが増えた原因として、診断基準が変化したこと、また発達障害という概念が広く知られるようになったため、診断を受けさせる親が増えたことなどがその要因で、実際の数は増えていないといわれていたこともあった。

しかし、結論から先にいうと、その見せかけの上昇は全体の40％程度であり、残りの60％は純粋な患者数の増加であるということが、２００９年イルヴァ・ヘルツ－ピッチョットト氏らによって雑誌『Epidemiology』に発表された。やはり発達障害の患者さんは増えているのである。

ではそもそも、発達障害の原因にはどのようなものがあるのだろうか。いくつかの説があるが、ここでは新しい説も含めて、以下のような原因について説明していこうと思う。

・遺伝子
・妊娠中の服薬（サリドマイド、バルプロ酸化合物）
・妊娠時の父親が高齢
・環境ホルモン、農薬

まず遺伝子説についてだ。これは以前からよくいわれていたことだが、もし発達障害が遺伝病であれば、そもそも最近になってこんなに急激に増えるわけがない。

ただ、自閉症に関しては、それに関連する遺伝子が500以上リストアップされている。つまり、発達障害になりやすい素因があることは確かだが、それが唯一の原因ではないということだ。

では、何らかの環境因子があるのではないかということになるが、1つ明確にいわれているのが、妊娠中の服薬である。服用するとリスクが高くなる時期があるのだ。妊娠初期に服用すると奇形児の原因になることが知られているサリドマイドは、妊娠後期の特定の時期に服用することで、奇形ではなく自閉症の子どもが生まれることがわかっている。これは、てんかんや双極性障害の気分安定薬として使われるバルプロ酸化合物でも同様である。

疫学的検査で有意差がついているのは、妊娠時の父親が高齢であることである。つまり、父親が高齢である場合、生まれた子どもが発達障害である確率が高いことがわかっているのだ。

もちろんこれは、「父親が高齢＝発達障害児の誕生」というわけではないことを、はっきりとお断りしておく。あくまでも発達障害児のいる家族を見ると、父親が高齢である率が高かった、ということなので、いたずらに心配しすぎないでほしい。

また、アメリカで移民当時の生活スタイルを堅持しているアーミッシュというドイツ系移民がいる。徹底したオーガニック生産法による農耕や牧畜によって自給自足の生活を送っており、その独特の生活様式は、俳優のハリソン・フォードが主人公を演じて話題になった『刑事ジョン・ブック　目撃者』で取り上げられ、広く知られるようになった。

このアーミッシュの人口は30万人ほどいるといわれているが、驚くべきことに自閉症発症率はアメリカ全体の10分の1程度なのである。

このことから原因として指摘されているのが、環境ホルモンや農薬の問題である。OECDの加盟国のなかで、単位面積あたりの農薬使用量の1位が韓国、2位はなんと日本である。そして自閉症の有病率の1位も韓国、2位は日本なのだ。

だからといって、農薬が自閉症の直接の原因だということではないが、少なくとも自閉症の有病率が、韓国と日本だけ突出して高いことは事実である。だから、こういった環境因子がかかわっている可能性が高いといわれているのだ。

母親の栄養状態が子どもに及ぼす影響

妊娠中の薬の服用もさることながら、妊娠中の母親の栄養状態は、おなかの子どもに大きな影響を与えることも確かである。

発達障害とは直接関係はないが、妊娠中の母親の栄養状態が子どもの精神疾患を増やしたという歴史がある。それがオランダの冬の飢餓事件（1944〜1945年）である。

当時ヨーロッパで干ばつがあり、そのときに妊娠していた母親から生まれた子どもたちに、統合失調症を発症した率が格段に高かったのである。そして干ばつが2回あった時期に生まれた子どもは、さらにその率が高かったという。このような疫学調査から、妊娠中の飢餓状態は統合失調症をつくるということがいわれるようになった。つまり、妊娠中の母親の栄養状態は、何らかの脳のトラブルを引き起こす可能性があるのではないか、ということだ。

「かなり古い事件だし、今どき干ばつで飢餓状態になるわけがない」という声が聞こえてきそうだが、現代の母親こそ、実は栄養不足であることをご存じだろうか。そして、妊娠中どころか妊娠前の女性の栄養状態が、どれほど子どもの疾患の発症と関係しているのかということも――。

それがDOHaD《ドゥーハッド》理論と呼ばれている、生活習慣病胎児期発症起源説だ。妊娠前や妊娠中の母体の栄養状態によって、将来的に子どもの多くの疾患を発症させてしまうという考え方である。日本でもよく知られているのが、低出生体重児（出生時に2500g未満の新生児のこと）の場合、大人になって2型糖尿病になりやすいというものだ。

国際ＤＯＨａＤ学会のほか、日本にも学会があるが、低体重出生と関係が明確な疾病がほかにも多くある。ＤＯＨａＤとの関連が確認されているものには、以下のようなものがある。

・虚血性心疾患（心筋梗塞や狭心症など）
・２型糖尿病
・本態性高血圧
・メタボリック症候群
・脳梗塞
・脂質異常症
・神経発達異常

この神経発達異常には、まさに発達障害が含まれている。

一方で、栄養不足だけでなく、妊婦の栄養のとりすぎ（過栄養）も、子どもの将来の疾病に関係していることがわかっている。太りたくないからといって妊娠中に医師の指示なくダイエットをするのももってのほかだが、妊娠中におもに糖質などを好きなだけ食べて体重が増えすぎるのもまた、問題なのだ。

さらにいえば、低出生体重児は小児期に相対的に学力が低く、成人期には相対的に賃金が低く、33歳時点で就労していない率が高いというデータもある。

妊娠中はもちろん、妊娠前の女性の食生活は、子どもにも影響を与えてしまう。そしてその影響の1つに発達障害も含まれている可能性があるのだ。

出生直後の低体温が赤ちゃんに与えるダメージ

ここで、福岡の産婦人科医で、現在は佐賀県にある久保田生命科学研究所の所長である久保田史郎医師による研究を紹介したい。

久保田医師は、昨今、急激に発達障害の子どもが増えたのには、何か理由があると確信し、さまざまな研究をしてきた。

福岡市における発達障害児の発生数を1989年から2017年まで調査したところ、驚異的に増加していることがわかった（図表4）。この増加率は、ほかの障害種と比較し突出していることもあり、発達障害のおもな原因が遺伝ではない可能性が高いことがわかる。もし遺伝ならば、発生率にこれほどの差は出ないはずだからだ。

さらに2008年におこなわれた日本小児神経学会で、病院によって発達障害の発生頻

図表4 ／ 発達障害の急激な増加（福岡市）

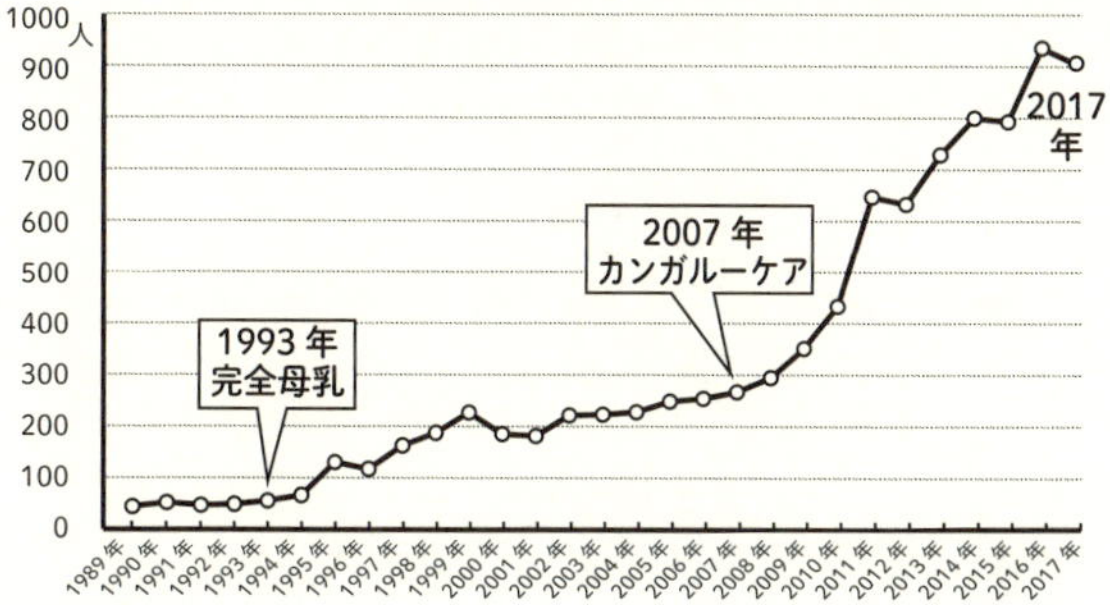

（久保田史郎医師の研究による）

産科麻酔医、日本産科婦人科学会専門医である久保田史郎医師が、1989年〜2017年の福岡市における発達障害の子どもの数を調査したデータ。1993年に完全母乳（人工乳をやめる）を、2007年にカンガルーケア（産湯をやめる）を導入したあと、急激に増加していることがわかる。このことから、完全母乳とカンガルーケアは、発達障害の増加と何らかの関係があるのではないかと推測される。

度に大きな差があることが報告された。お子さんが生まれた病院によって、発達障害児の生まれる率に、明らかな差があったのである。例えば病院Aと病院Bでは3〜4倍も発生率が違うというデータもある（図表5）。

久保田医師によれば、発達障害児急増の原因は、「完全母乳・カンガルーケア」である可能性がある。なぜなら福岡市において、1993年に生後3日間の完全母乳（人工乳なし）を、2007年にカンガルーケア（産湯なし）を導入後、発達障害児が急増しているからだ。つまりカンガルーケアをおこなっている施設では発達障害の発症率が高く、おこなっていない施設では低いというのである。

カンガルーケアとは、出産直後に、赤ちゃんを裸のまま母親の乳房のあいだで抱っこす

図表5 ／ 発達障害児の出現率（2個人病院の比較）

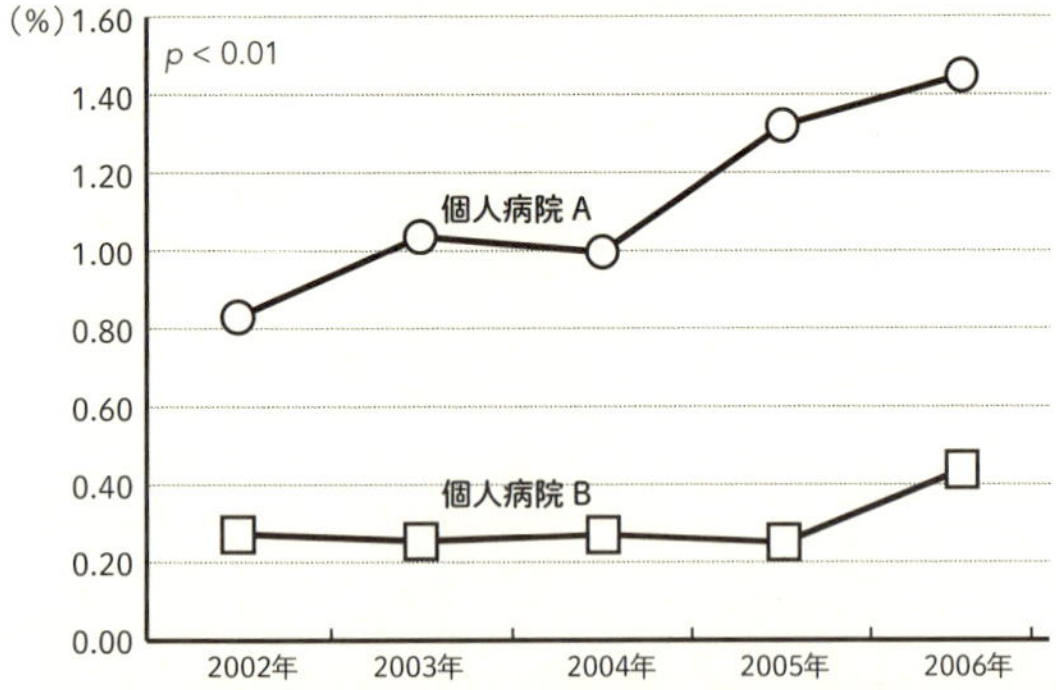

（「福岡市の発達障害児の実態調査」日本小児神経学会、2008 年 4 月）

2つの個人病院の、年間 100 分娩あたりの発達障害児の出現率を比較したもの。発達障害が遺伝病なら、2つの病院の発症率に違いは出ないはずだが、実際には差が出ている。このことは、発達障害が遺伝病ではないことを示唆している。

るケアのことである。南米のコロンビアではじまったもので、もともとの目的は、十分なケアが受けられない状況にあった赤ちゃんを母親の体温で保温すること、そして母子の愛着形成であった。その後、早産児の哺育法として先進国にも広まり、ＷＨＯによって出産直後のカンガルーケアが推奨された。

日本も例外ではなく、ＮＩＣＵ（新生児集中治療室）におけるカンガルーケアが広まり、２０００年以降には、母子のスキンシップや愛着形成に最適であると、早産児の哺育法としてはじまった従来の目的から拡大され、正期産母子のあいだにも広まった。ただその後、カンガルーケアをしている最中の赤ちゃんの呼吸障害や低酸素状態などの事故が報告され、実施マニュアルが徹底されるようになった。

現在ではカンガルーケアの実施の可否は、それぞれの産院で医師や助産師が共同で判断するものとなっている。

生まれた赤ちゃんを裸のまま抱っこすると、お母さんは「赤ちゃんって温かい」とよくいう。つまり裸のままお母さんに抱かれることによって、赤ちゃんの体温は急激に下がるのだ。さらに、日本の分娩室の平均温度は25度で、温かい羊水で守られていた新生児にとっては寒すぎる。カンガルーケアでは、生まれてすぐに産湯に浸かり、温かいタオルや毛布にくるまれていた頃とは真逆の、過酷な状況にさらされてしまう。

通常であれば、寒さを感じると体をこわばらせ、小刻みに震える。これは赤ちゃんでも同様で、元気な赤ちゃんであれば、体温が奪われ寒さを感じたときには、手足を屈曲し大きな声で泣きながら全身を震わせて、体温を上げようとする。

一方、後述するように、元気がなく生まれてすぐに栄養分が補充されず飢餓に近い状態の赤ちゃんでは、寒さを感じても体を震わせて泣くことができず、低体温が続いてしまうのである。

低体温が続くことは、赤ちゃんの循環状態にも影響を及ぼす。その結果として酸素の取り込みが抑制され、唇や指先の皮膚などが青紫色に変化するチアノーゼという状態に陥る。さらには心臓からの血液の拍出が減ることによって血圧も下がる。

低酸素や血圧の低下が、赤ちゃんの脳にとって大きなダメージを与えることは、容易にわかるだろう。2010年の周産期シンポジウムで信州大学医学部の坂口けさみ特任教授らは、カンガルーケア中の「ヒヤリ・ハット事例」について、チアノーゼの増強、赤ちゃんが冷たくなってきた——などが多いことを報告している。これらはまさに子どもの低体温によって引き起こされる状態の悪化を示す反応ではないだろうか。

「完全母乳」のメリット、デメリット

カンガルーケアをおこなっている産院は一般に「完全母乳」を推奨していることが多い。この「完全母乳」も、発達障害の原因の1つだと考えられるというのだから驚きである。最近では、とくに母乳のメリットが強調され、粉ミルクで育てることに引け目を感じてしまう母親も多いようだ。しかし、発達障害に関しては、そうではないということになる。先の久保田医師によれば、完全母乳が出産間もない新生児の低血糖を招いている可能性があるという。

母乳育児が推奨されて久しいが、一般的に生後3日間ほどは母乳の分泌量は少ない。しかし、完全母乳を推奨している産院の多くは、生後3日間、基本的に母乳以外の栄養は与えないという。よく「赤ちゃんは3日分のお弁当と水筒を持って生まれてくる」といわれ

ている。つまり、生後3日間は母乳の出が悪くても大丈夫、と日本では長く考えられてきたのである。しかし、実際に新生児が低血糖になっているとすれば、この言葉を疑わざるを得ない。

もし、母乳の出が悪い状態で、昔のように砂糖水もミルクも与えられなかったら、赤ちゃんは、低血糖はもちろん、脱水症状を起こしてしまうだろう。

世界で最初に自閉症の症例を報告した、アメリカの児童精神科医であるレオ・カナー医師による報告もある。アメリカで自閉症が増えはじめた時期を調べると、WHOで「出生後1・5カ月までは、母乳のみで育てよう」という母乳促進運動が起こった1975年以降だというのだ。

また久保田医師は、食生活が豊かな日本には、子宮内にすでに〝隠れ〟糖尿病児（高インスリン血症児）が多いことを指摘している。妊娠糖尿病の母親から高インスリン血症児が生まれることは知られている事実であり、新生児の低血糖の可能性があることは理解されている。ところが妊娠糖尿病と診断されていない母親から生まれた新生児の臍帯血《さいたいけつ》のインスリン濃度を測定したところ、120人中20人が高インスリン血症児だったというのだ（図表6）。

高インスリン血症は、低血糖症を引き起こすなかで最も多く、さらには重要な原因だ。

図表6 ／ 胎児のインスリン濃度（臍帯血）

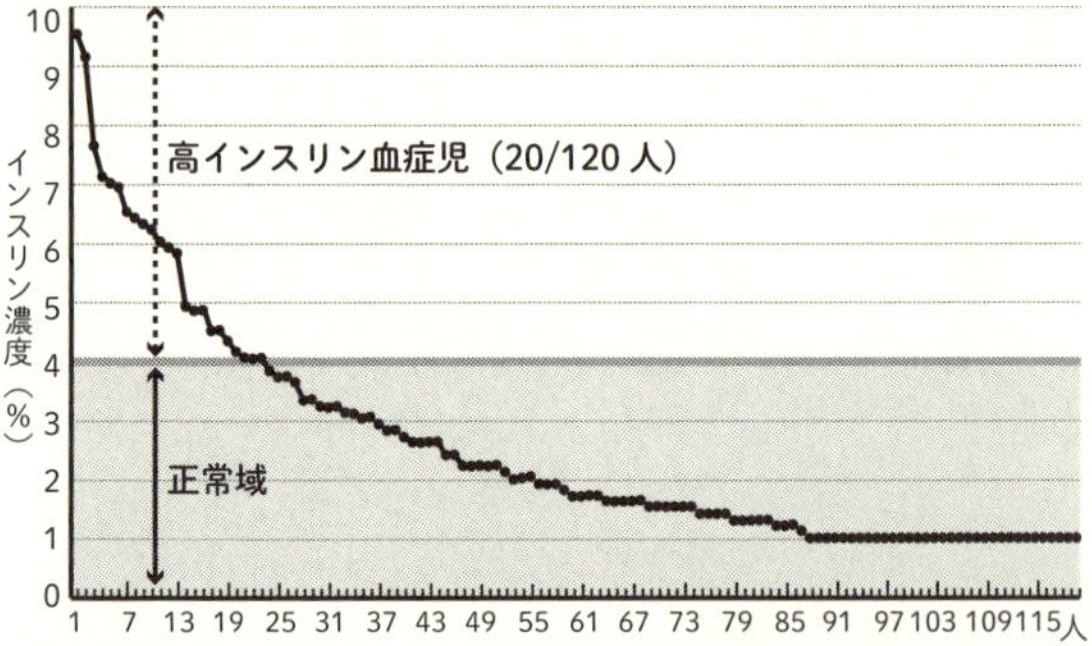

（久保田史郎医師の研究による）

妊娠糖尿病の母親から、高インスリン血症の赤ちゃんが生まれることはよく知られている。しかし、妊娠糖尿病でない母親からも、120 人中 20 人の割合で高インスリン血症の赤ちゃんが生まれていることがわかった。妊娠糖尿病でない母親の子どもの場合、高インスリン血症児は見逃され、低血糖症に陥っている可能性がある。

新生児の低血糖症を加速する高インスリン血症児は、日本で出生する赤ちゃんの約10〜20%と予測されている。高インスリン血症児が生まれてしまう原因はいくつか考えられる。

1つは妊娠中の偏った食事による影響だ。なぜ妊娠中の食事が産後の赤ちゃんの低血糖に影響するか考えてみよう。もともと糖質が好きな場合やつわりなどが原因でごはん、パン、スイーツ、果物に偏ってしまう場合、あるいは厳しい体重の指導などからカロリー制限をおこない結果として糖質に偏ってしまうなど、妊娠中は通常よりも糖質に依存する食事になってしまうことが多い。このような場合には、妊娠糖尿病になることもある。妊娠糖尿病になれば、高インスリン血症のリスクに注意が払われるが、インスリンが多く分泌されることにより、場合によってはまったくチェックされないことになる。

もう1つが帝王切開の手術の増加である。帝王切開によって生まれた子どもに発達障害が多いことは知られているが、これは帝王切開そのものが原因なのではなく、帝王切開の手術中の血糖値の管理に問題があると考えられるのだ。

帝王切開の手術の際に異なるブドウ糖濃度で点滴したときの研究では、一般的に用いられる5％ブドウ糖含有の点滴で帝王切開をおこなったときの最高血糖は、平均でおよそ250㎎／dℓで、そのときの臍帯血の血糖値は平均でおよそ181㎎／dℓと、ブドウ糖濃度が低い点滴と比較してかなりの高血糖だった。その場合、出生後8時間までに測定した最低血糖は、平均でおよそ29㎎／dℓと低血糖状態であった。

つまり、帝王切開中に一般的におこなわれている母体や胎児のエネルギー供給を目的としたブドウ糖点滴が、産後間もない赤ちゃんに重篤な低血糖をもたらす原因になっているのだ。この場合でも、出産時の母親の高インスリン血症が問題となる。

自然分娩でも帝王切開でも、出産後は臍帯を切られることになる。このとき母親が高インスリン血症の状態だと、胎盤を通して臍帯から母体のブドウ糖を供給してもらっていた赤ちゃんは、突然糖の供給がなくなり、低血糖に陥ってしまうというわけだ。

ここでおさらいしよう。母親が出産時に高インスリン状態になっているのは、すでによく知られている妊娠糖尿病と診断されているとき、また久保田医師による調査では、妊娠糖尿病でない正常の状態でも17％、帝王切開で通常の5％ブドウ糖含有点滴で管理された場合である。これらの条件では、生まれたばかりの赤ちゃんは容易に低血糖になりやすいのだ。さらに久保田医師は、「完全母乳」の実践が赤ちゃんにとって大変危険な低血糖のリスクを増大させるのではないかと指摘している。

このように見ていくと、高インスリン血症の赤ちゃんを、寒い分娩室でカンガルーケアと完全母乳で管理した結果、赤ちゃんが低体温と低血糖という、脳にとって非常に危険な状態に陥るというのは納得できるのではないか。

ただ、見かけだけではその赤ちゃんが高インスリン血症かどうかはわからない。だからこそ、赤ちゃんが生まれたら昔のように産湯に入れてしっかり保温し、生後3日間の母乳の出が悪ければ母乳だけにこだわらず砂糖水やミルクを与え、赤ちゃんを低体温・低血糖状態から守ることが大切なのではないか。そうすることで、発達障害を未然に防ぐ1つの手立てになる可能性がある。

「低血糖症」も発達障害と関係していた!?

この研究結果に、私も強く同意する1人であり、久保田医師とは直接連絡を取り合い、情報を交換している。久保田医師の活動は、従来の定説とは異なるものであり、同じ産婦人科の医師などからも理解されないだけでなく、時にバッシングを受けている。ところが久保田医師の主張する、低体温と低血糖を防ぐ出生時管理をおこなっている施設からは、発達障害のお子さんがいないという事実がある。

ホッファー先生が提唱されたオーソモレキュラー療法も、当初は専門家である精神科医から強く非難された。同様に、久保田医師の提唱する方法が産科領域で広く認知されるには時間がかかるかもしれないが、発達障害が大きな社会問題になっていることを考えると、一刻の猶予も許されないのではないか。

そもそも、従来おこなわれている周産期の管理には、大きな問題があると、私は考えている。例えば妊娠糖尿病は、通常の糖尿病とは異なり、インスリンを注射してもなかなか血糖値のコントロールができないことは以前から知られている。それでも通常のカロリー制限食とインスリン注射で管理しているのが現状だ。この管理方法は、適切におこなわなければ高インスリン状態で出産を迎えることになり、産後間もない赤ちゃんの低血糖を引き起こすことになるだろう。

一方、千葉県の宗田マタニティクリニックでは、妊娠糖尿病の対応に糖質制限食を用いて、インスリン注射をおこなわずに血糖値と体重を良好に管理し、母子ともに健康に出産を迎えている。この施設で出産を迎える妊婦さんは、基本的に糖質制限食を実践されているので、血糖値は安定し高インスリン血症は少ない。このような管理方法で出産された赤ちゃんたちは、発達障害を発症することが少ないのではないかと考えている。

実際、私のクリニックでも、発達障害の患者さんは低血糖、いわゆるインスリン過剰分泌による血糖調節障害の人が多い。久保田医師の指摘は、臨床で経験する実状とピタリと一致する。

また双子の場合、どちらも発達障害が多い。これも今までは遺伝的な素因があるのではないかといわれていたが、久保田説を照らし合わせてみれば、双子が生まれた産院が同じであるから、つまり産後直後に同じケアをされているから、という説明もできるのではないだろうか。

私のクリニックでも、お子さんを採血すると、びっくりするほどインスリン濃度が高いことがある。ということは、母親から「インスリン抵抗性」を引き継いで生まれてきてしまっているのではないだろうか。

インスリン抵抗性とは、わかりやすくいえば「インスリンの効き具合」のことだ。血糖値を下げようと分泌されるインスリンの効きが悪くなっているということである。だから血糖値が上がっても血糖値が下がりにくくなり、血糖値を正常な状態に戻すために、さらに多くのインスリンが必要になってしまうのだ。

低血糖状態のお子さんでよく聞く話だが、血糖が下がる過程で甘いものがほしくなり、母親のバッグを勝手に開けてお菓子を探したりすることがあるという。大人の場合は、夕方になると甘いものが食べたくなり、同時にホルモンの影響でイライラや衝動性が出てくることもある。


自ら発達障害であることを公表し、精神科医として多くの発達障害の患者さんの診断と治療にかかわっている星野仁彦医師は、その著書である『発達障害に気づかない大人たち』（祥伝社刊）のなかで、低血糖（反応性低血糖症）になった場合は注意欠如・多動症に似た多動症候群を悪化させること、キレやすく落ち着きのない子どもが増えているのは反応性低血糖症が原因の1つである、ということを述べている。

反応性低血糖症では、空腹時に糖質をとったときに、急激に血糖値が上がり、ピークを迎えると急激に下がっていくのが特徴だ（39ページの図表3）。

そしてそのあと3～4時間経つと、空腹時の値より80％以下まで血糖値が下がってしまう。このように血糖値が下がりすぎてしまうと、脳に行くエネルギー源であるブドウ糖の供給が急激に減ってしまう。このとき、集中力の低下、うつ症状、パニック症状、動悸、頭痛などの症状が出てくることがある。

このことからも、甘いものなどの糖質が発達障害の症状の悪化に関係していると考えられるのだ。

血糖値の乱れが自律神経を乱す

血糖値の変動にはさまざまなホルモンがかかわっている。集中力の低下、うつ症状、パニック症状、イライラ、動悸、頭痛などが起こってくるのは、これらのホルモンの影響だ。人間の体は常にバランスを保つように働いている。血糖値も例外ではなく、本来は常に血糖値を安定した状態で保とうとしているのだ。

食事をして血糖値が上がると、それを下げるためにインスリンが分泌されることはすでに述べた通りだ。そして血糖値が下がりすぎないように、アドレナリンやコルチゾール、成長ホルモン、グルカゴンなどのインスリン拮抗《きっこう》ホルモンを分泌する。

血糖を下げる働きをするホルモンは、インスリン1つだけである。それに対して、血糖を上げるホルモンはたくさんある。これらのホルモンがフル稼働することで、血糖が下がりすぎるのを防いでいるのである。なぜなら、血糖が下がるということは、本来、人体にとっては生命にかかわる危機だからである。

ところが皮肉なことに、血糖が下がりすぎてしまうと、私たちの体を守ってくれるはずのインスリン拮抗ホルモンによって、心身に不調が起きてしまう。

インスリンが大量に分泌されれば、インスリン拮抗ホルモンも大量に分泌されることになる。それは先述したように、人間の体はバランスが大切だからである。そしてその振り幅が大きければ大きいほど、自律神経も大きく乱れることになる。

インスリン拮抗ホルモンの多くは、自律神経のうちの交感神経を刺激するため、やや体温が上がり、動悸や頭痛などの多くの身体症状を引き起こすだけでなく、不安やイライラ、焦燥感などの精神症状をも引き起こす。

さらに、インスリン拮抗ホルモンのうちのコルチゾールは副腎皮質ホルモンであり、アドレナリンは副腎髄質ホルモンなので、これらのホルモンが何度も大量に分泌されることによって、副腎が疲れてしまい、「副腎疲労」を招いてしまう。副腎疲労の症状には、疲労感のほか、うつ症状もあり、うつ病と勘違いされることも多い。

このように血糖が乱れることによって、心身にさまざまな不調が起こってくる。それは、発達障害にも影響を与えている可能性があるのだ。

第2章

発達障害は「腸」からはじまっていた⁉

小麦、乳製品が危ない！

米国では古くから知られていた「小麦、乳製品」の問題

アメリカの自閉症団体で古くから推奨されていた食事法の1つが「グルテンフリー・カゼインフリー（GFCF）食事法」、つまり小麦と乳を含む食材を除去する食事法だ。

かつては自閉症や発達障害の親だけが参加していた団体だったが、最近では多くの医療従事者も参加し、自閉症の原因や治療、対策について活発な意見交換が交わされている。アメリカでさえ、最近になってようやく発達障害に食事、栄養が関係あることが医療従事者のあいだで認められてきたというわけである。

発達障害の食事法についてはさまざまなものがあるが、医学的なエビデンスがあるのが「グルテンフリー・カゼインフリー食事法」だ。実際、グルテンフリー・カゼインフリーの食事を実践することで、自閉症スコアが改善した状態が継続するのだ。

日本では、プロテニスプレーヤーのノバク・ジョコビッチ選手が実践して飛躍的に成績が上がったことや、ハリウッドのセレブがダイエットとして取り入れたことなどから、健康法、美容法の1つとして話題になっている。とはいえ、欧米に比べるとその広がりはまだまだといったところだ。

グルテンフリーとは、食生活のなかからグルテンを除去すること。カゼインフリーとは、同じくカゼインを除去することである。

グルテンとは、小麦などの穀物に多く含まれているたんぱく質の一種で、パンやケーキなどをふわふわと膨らませたり、モチモチ感を出したりするのに関係している成分だ。

グルテンを含む食材は実に多い。ざっと挙げただけでも、パンやパスタ、うどん、ピザ、ラーメン、クッキー、ケーキ、ドーナツやマフィン、パンケーキ、お好み焼き、ギョウザの皮、シリアル、カレーのルーやフライや天ぷらの衣などがある。普段の食生活にどれだけ含まれ、私たちがどれほど多くとっているかがわかるだろう。

一方のカゼインは、乳に含まれるたんぱく質で、牛乳やヨーグルト、チーズなどの乳製品に含まれている。

このグルテン、カゼインが私たちの体に悪さをしており、それが発達障害にも関係していることがわかってきている。キーワードは「腸」との関係だ。

小麦は正常な人の腸も荒らす

古くから知られている、グルテンが引き金になって起こる病気に、セリアック病がある。セリアック病は、小腸の損傷を特徴とする自己免疫疾患で、グルテンにより小腸がダメージを受け、栄養が吸収できなくなる病気である。ひとたびセリアック病と診断されると、一生グルテンフリーの食生活を送らなければならない。

こういった病気は特殊な例だとしても、グルテンに反応してしまう人が、最近急増している。それが、「グルテン過敏症」や「グルテン不耐症」と呼ばれるものだ。グルテンによって、何らかの体の不調があらわれるアレルギー体質である。

グルテンをとることで腸の免疫システムがグルテンを異物と判断してしまい、過剰に反応することで炎症を起こしてしまう。自覚症状がない人も多いのだが、慢性的な疲労感、下痢や便秘、集中力の低下、頭痛、肌荒れ、PMS（月経前症候群）、生理不順、不妊、アトピー、ぜんそく、鼻炎など症状はさまざまだ。

実はグルテンの最大の問題は、正常な人の腸も荒らしてしまい、不調を招くということである。なぜ腸を荒らしてしまうのかについては後述する。

解決策は食事しかない。「グルテンフリー」という言葉通り、「グルテン」を抜くというよりもむしろ、私はとにかく「小麦」を抜くことをおすすめしたい。グルテンフリーならぬ小麦フリーである。

グルテンを抜いたものであれば、麦成分が入ったものでもいいと考えている人もいるが、「グルテン不耐症」「グルテン過敏症」よりも、今は「小麦不耐症」「小麦過敏症」という概念のほうが主流になってきている。だから厳密におこなう場合は、小麦はもちろん「麦」とつく食品はすべて避ける必要がある。例えば麦茶、押し麦、ビールなどもそうである。

いつも食べているパンと牛乳が、なぜ悪さをするのか？

小麦と同様、カゼインを含む乳製品は子どもも好んで食べる機会が多い食品ばかりだ。

では、なぜそれが発達障害に関係するのだろうか。大きく分けて３つ問題がある。

・腸の炎症を引き起こすこと
・脳内で麻薬様物質のように作用すること
・全身の細胞に毒性物質がたまりやすくなること

これらには、グルテンやカゼインの構造が関係している。

グルテンとカゼインはどちらもたんぱく質だ。

通常、たんぱく質はペプチドという数珠《じゅず》つなぎのようにつながった分子に分解され、消化酵素によって消化され、アミノ酸となって小腸で吸収され、体内に運搬される。私たち人間が「食べて消化する」という作業は、この数珠つなぎの糸を切っていく作業であり、切る役割をしているのが消化酵素なのだ。

グルテンやカゼインは、プロリンというアミノ酸が非常に多く含まれているたんぱく質だ。このプロリンは曲者《くせもの》で、ヒトの消化酵素では分解されにくい特徴を持っている。つまり数珠の糸がなかなか切れないのだ。だから消化酵素が十分に出ない人は、グルテンとカゼインが分解されない、消化されないまま小腸に到達し、その場に残ってしまうのである。

すると、腸ではどのようなことが起こるのだろうか。

腸が健康であれば、腸の粘膜も丈夫だから、分解されないグルテン、カゼインがあっても有害になることはない。しかし、もともと腸の粘膜が弱かったり、腸内環境が悪かったりした場合、完全に分解されないグルテンやカゼインが小腸にとどまって腸の粘膜に入り、腸の炎症を引き起こす。また、完全に分解されないグルテンやカゼインの一部（正確にいえばこれらのペプチド）が体内に吸収されることによって、異物と見なされ、アレルギー反応を起こしてしまうのだ。

腸だけではない。これらの異物は脳にも影響を与えてしまう。グルテンやカゼインは、脳内で麻薬様物質のように作用してしまうのだ。

よく、グルテンフリー・カゼインフリーの食生活を提案すると、「パンやパスタを食べない生活は考えられない」「牛乳やチーズは毎日食べているから、やめるのは難しい」という人がいる。パンや牛乳には、毎日とらずにはいられない中毒性のようなものがある。これにはグルテンとカゼインのアミノ酸配列、つまり数珠のつながり方が関係している。

やはりここでもプロリンというアミノ酸が曲者で、プロリンが規則正しく配列されたオピオイドペプチドと呼ばれるそのアミノ酸配列こそ、モルヒネそっくりなのである。だからそれが体内に入ってきたとき、脳は「モルヒネと同じものが来たな」と認識してしまう。

しかもその成分は、脳に悪いものを入れないためにある、脳の関所である血液脳関門（ブラッド・ブレイン・バリア）を通過してしまい、オピオイドレセプター（モルヒネ様物質の受容体）にくっついてしまう。すると中毒症状を起こしたり、ハイになったりイライラしたり、逆にボーッとしたり、頭痛を起こしたりする。脳の疲労感や抑うつ感につながることもある。なかには幻覚や妄想を起こすことさえあるのだ。ちなみに、原因不明の慢性頭痛で悩んでいる人がグルテンフリーをおこなったところ、治ってしまったというケースは意外に多い。

グルテンとカゼインの問題はそれだけではない。細胞の解毒能力が低下し、全身の細胞に毒性物質がたまりやすくなってしまうのである。

オピオイドペプチドが作用した細胞では、システインというアミノ酸の取り込みが阻害される。つまり脳内の細胞にも、システインというアミノ酸が入りづらくなってしまう。

システインは非常に重要なアミノ酸である。細胞内にあって強力な解毒作用を持つグルタチオンという物質の原材料となるからだ。だからグルテンやカゼインが含まれているものを食べて、オピオイドレセプターにくっつかれ、システインが入りづらくなると、脳神経細胞の解毒度も落ちてしまうことになる。その結果、脳の神経細胞のなかに、悪い物質が蓄積されやすくなるということになる。

自閉症や発達障害のお子さんたちは、脳の細胞の解毒能力が落ちているため、悪い物質が蓄積されやすくなっているといえる。正確にいうと、〝蓄積すること〟自体が問題なのではなく、解毒能力が落ちた細胞になっていることによって〝蓄積しやすい〟状態になっているのだ。

「自閉症に腸のトラブルが多い」という事実

グルテンやカゼインが腸の粘膜の炎症を引き起こすことは、おわかりいただけたと思う。グルテンやカゼインの摂取は、下痢や便秘などさまざまな便通の異常の原因になっている。最近の報告では、便通の異常がひどいほど、発達障害の症状も重症になるという。だからおなかの状態をよくすることは、発達障害の改善において、とても重要なアプローチになる。

なかでも、自閉症と腸などの消化管障害との関連性は、古くからよく知られた事実である。オーソモレキュラー療法を確立したホッファー先生も、自閉症や発達障害の治療では、とにかく腸の改善が重要だと話されていた。

日本のドクターのこんな報告もある。自閉スペクトラム症の子ども（中央値4歳）の20名に内視鏡検査をしたところ、なんと全員にびらんや発赤、強く炎症を伴う潰瘍などの異常所見があったのだ。そのような患者さんへ潰瘍性大腸炎の治療で使う薬を用いたところ、腸の炎症が治まっただけでなく、発達障害の症状にも改善を認めたケースもあった。自閉症のお子さんでは、便通や腸のトラブルがあり、アレルギーを持っているケースが多いのも、腸の炎症があるためだと思って間違いない。

このようなことから、自閉症児は腸粘膜の炎症による「リーキーガット症候群」が起こっていることがわかる。

リーキーガット症候群は、最近急増している腸粘膜の疾患だ。健康な腸粘膜は、タイトジャンクションといわれる細胞間の結合がしっかりとしている。ザルにたとえると目の細かいザルと同じで、小さな分子、つまりアミノ酸まで分解されたものだけを通す。ところが腸の粘膜が炎症を起こし、ザルの目が粗くなると、十分に分解されていない大きな分子も通してしまう。これが抗原となって免疫が過剰に反応し、アレルギーを発症する。アレルギーについてはこのあと詳しくお話しする。

リーキーガット症候群は、まさにこのタイトジャンクションがゆるみ、腸粘膜の目が粗くなった状態だ。タイトジャンクションがゆるむと、さまざまな弊害を引き起こす。

まず、食べても食欲が抑制されなくなり、さらにインスリンの初期の分泌が低下するので、食後に血糖値が急上昇しやすくなる。

さらに、腸内細菌由来の全身の炎症の原因になるＬＰＳ（リポポリサッカライド）という物質が、腸の粘膜を通りすぎて全身に吸収されてしまうため、腸だけにとどまらず、肝臓や筋肉、脂肪細胞、自律神経系などあらゆる箇所で炎症が起こり、インスリン抵抗性が上がり、血糖値がコントロールできなくなってしまう。インスリン抵抗性が亢進《こうしん》するとインスリンが過剰に分泌され、その結果として急激に血糖が下がり低血糖症となる。

このように、自閉症と腸の炎症は深く関係している。腸粘膜をこれ以上荒らさないためにも、食生活の改善は必須なのである。実際、自閉症の患者さんにグルテンフリー・カゼインフリーの食事療法を実践すると、一定の効果が得られることもわかっている。

私のクリニックでも、自閉症児のお母さんに聞くと、今まで下痢や便秘を繰り返していたとか、おなかの調子が悪かったというケースはとても多い。

自閉症だから腸粘膜が弱いのか、腸粘膜が弱いから自閉症になるのか、今のところはっきりとわかってはいない。自閉症のお子さんが増えている現実は、言い換えれば今、腸の弱いお子さんが増えているということでもあるのだろう。

「腸の炎症」が「脳の炎症」につながる

腸が悪くなると、全身や脳にも影響が出てくる。だから腸に炎症があると、その炎症はダイレクトに脳に影響を与えてしまうのだ。

「脳腸相関」という言葉を聞いたことがある人もいるかもしれない。文字通り、腸と脳は深くかかわり合っていることを意味している。

腸の炎症が脳のトラブルに結びつく理由は、まだ100%解明できているわけではないが、先ほど説明したように、目の粗くなった腸粘膜から侵入した未消化のグルテンやカゼインのペプチドが、脳に少なからず影響を与えていると考えられている。

私は、食事の乱れと腸内環境の悪化により、必要なビタミンやミネラルが不足した結果、セロトニン、メラトニン、ドーパミン、ノルアドレナリンなどの神経伝達物質の合成に何らかの影響を与えているのではないかと考えている。

後述するが、通常の良好な腸内細菌のバランスでは、かなりの量のビタミンB群が産生されている。その腸内細菌由来のビタミンB群は、吸収されて人の体で利用される。特に抑制系の神経伝達物質の代表であるGABA《ギャバ》は、ビタミンB群の不足で影響を受け不足しやすい。GABAの不足は、中途覚醒や悪夢などの睡眠トラブルだけでなく、不安や興奮、衝動性の亢進や音や光などの刺激への敏感さ、ときに痙攣《けいれん》など、発達障害で問題になりやすい症状に深く関係する。

その他、脳の神経伝達物質であるセロトニンは、実際に脳に存在しているのは数％で、そのほとんどが腸に存在している。

セロトニンは、うつ病の治療薬であるＳＳＲＩ（選択的セロトニン再取り込み阻害薬）というセロトニンを増やす作用がある薬があることからもわかるように、その不足がうつ症状に大きくかかわっている神経伝達物質である。最近になり、腸におけるセロトニン合成の状態が、脳内のセロトニン合成に影響していることがわかり、腸内環境を整えることと、うつとの関係の重要性が理解されるようになったほどである。

反対に、脳の状態が腸の状態に影響を与えることもある。例えばイライラしたり、カッとするなど興奮状態にあったりすると、自律神経のうちの交感神経の神経細胞が刺激され、腸に影響を与えることがわかっている。攻撃性やイライラにつながるノルアドレナリンというホルモンが腸管のなかにまで放出されてしまうのだ。

すると善玉菌、悪玉菌、そして中立派の日和見菌《ひよりみ》から構成される腸内細菌もバランスを崩し、日和見菌が悪玉化してしまう。それまで悪さをしなかった日和見菌が、イライラや怒りによって悪玉化してしまい、さらに腸の炎症を促進するということになる。

イライラしたりストレスを感じたりすると、下痢や便秘を起こすことがあるのは、このような面からも説明できるのではないだろうか。

そしてまた、腸の炎症物質が体内に入ることになり、肝臓や筋肉、脂肪細胞や自律神経の調節をおこなう中枢である視床下部に影響を与えて、脳の炎症につながっていくという負のスパイラルがはじまるのだ。

「腹を立てる」という慣用句があるが、よくいったもので、脳のほうにイライラがあると腸にも影響するということだ。一方、落ち着いた動揺しない様子を「腹が据わる」という。日本人は昔から脳腸相関を知っていたのかもしれない。

アレルギーも発達障害と関係している

私たちの腸管は、食材を通して1日に何回も異物が通過する、ある意味で大変危険な場所である。そのため、免疫に関係する末梢《まっしょう》のリンパ球の60～70％は腸管に存在し、異物混入に対して、厳戒態勢をとっている。腸の状態をよくするには、体にとって害のない多くの物質に対して免疫を抑制し、抗体をつくらないようにすることが基本である。

一方、先にも触れたように、腸が弱いとアレルギーを起こしやすくなる。その理由は、腸の粘膜の目が粗いため、分解しきれない大きな分子が侵入してしまうことによって、抗原となって免疫が過剰に反応し、アレルギーを発症するからだ。

さて、これまで述べたグルテン、カゼインを含む小麦、乳製品だけでなく、ほかの食物アレルギーも発達障害に関係していることがわかっている。

２０１１年、世界五大医学雑誌の１つといわれている『ランセット』に報告されたのが、注意欠如・多動症のお子さんと食べ物との関連性である。注意欠如・多動症のお子さんに摂取する食品の種類を減らし、アレルギー誘発性の低い食物を選んだ除去食を与えたところ、注意欠如・多動症の患者の64％の症状が軽減したというのだ。

注目すべきは、ここでのアレルギーはＩｇＥアレルギーとは関係なく、ＩｇＧアレルギーだったことである。アレルギーは「免疫グロブリン（Ｉｇ）」のタイプによって、いくつかのタイプに分けられる。ここではＩｇＥとＩｇＧタイプのアレルギーについて説明しよう。

□ＩｇＥアレルギー（即時型のアレルギー）

アレルギーと聞いて、一般的に私たちが思い浮かべるのがこのタイプだ。そばアレルギーや卵アレルギーといったいわゆる食物アレルギーや、花粉症、薬物アレルギーなどがこのＩｇＥアレルギーで、即時型アレルギーといわれる。

原因となる物質を摂取したり吸い込んだりすると、すぐに反応があらわれるものだ。そのため、本人も周囲の家族も、何のアレルギーがあるかを把握していることがほとんどだろう。特定の食品を食べると皮膚がかゆくなったり、喉がイガイガしたりすれば、その食品にIgE抗体がアレルギー反応を示したということになる。

症状を引き起こすのは、大量のヒスタミンである。ヒスタミンは血管を拡張させたり、血管のなかから水分を外に出したりする。だから鼻の粘膜の血管が拡張すれば鼻づまりになり、水分が出れば鼻水が出るというわけだ。目がかゆくなる、涙が出るといった症状も、ヒスタミンによるものである。

□IgGアレルギー（遅延型のアレルギー）

IgGアレルギーとは、ひと言でいえば、アレルギー反応が出るのが遅い遅延型アレルギーである。またIgG抗体はあっても症状がないことも多い。そのため、家族はもちろん、本人もアレルギーの自覚がないことがほとんどである。

抗原と結びついてもすぐに症状があらわれるわけではなく、IgGの複合体には補体と呼ばれる補佐役のようなものが介入していて、この補体が活性化することでさまざまな反応が起きている。

この反応の遅さが厄介で、抗原となる食べ物を食べても、反応が出るのは数時間後、ともすれば数日後となるため、何が抗原なのかわからず、知らず知らずに食べ続けてしまうことになるのだ。グルテン・カゼイン関連の疾患もまさしくこれに当てはまる。

また、アレルギー症状がわかりやすいIgEアレルギーと異なり、特異な症状が出ないうえに症状も多岐にわたるため、気づきにくい。例えば、特定の食品を食べたあとにだるくなる、眠くなる、頭痛がするといったことが起こる。

比較的アレルギーが出やすいのが、卵、大豆、乳製品、小麦などで、肉類でアレルギー反応が起こることはほとんどない。

なおIgGアレルギーは、保険適用外ではあるが血液検査で調べることが可能である。血液検査は基本的に専門機関で受けることをおすすめするが、もし検査の前に家庭で調べたいのなら、「これがアレルゲンでは？」と思われる食品を2週間完全に抜いてみるという方法もある。抜くことで体の不調が改善し、2週間後に再び食べることで不快症状が出てきたら、その食品のアレルギーである可能性が高いことになる。

そして、もうおわかりかもしれないが、IgGアレルギーは腸と関連がある。腸の状態が悪いと、IgGアレルギーを起こしやすいのである。そして発達障害と関係があるのも、このIgGアレルギーのほうだ。

発達障害の陰にあったアレルギー

ここで、発達障害とアレルギーが関係していることを示す症例を紹介しよう。

症例　注意欠如・多動症と自閉スペクトラム症の混合型→乳製品アレルギー

Bさんは42歳の男性で、発達障害の専門クリニックで注意欠如・多動症、自閉スペクトラム症の混合型と診断されていた。

子どもの頃は多動が強く、勉強はできるほうだったが、些細なことで友だちとトラブルを起こしたり、忘れ物が多いと先生によく叱られたりしていたそうだ。

大学生になると、多動は減るものの抑うつ傾向が見られ、精神科を受診することもあり、大学は中退。就職はしたものの、生きづらさを感じていた頃、発達障害のことをはじめて知る。専門医療機関を受診したところ、冒頭のように注意欠如・多動症、自閉スペクトラム症の混合型と診断された。薬物療法をすすめられたことに抵抗を感じ、インターネットで調べて私のクリニックを受診した。

初診のときにBさんが話してくれた一番の問題点は、「建前と本音がわからないため、人間関係がうまくつくれない」というものだった。子どもの頃は便秘傾向、今はどちらかというと下痢気味で、甘いものがやめられないという。子どもの頃からどこでも寝てしまい、大人になった今でも会議中や会話中にもかかわらず、寝てしまうことがあるという。

さらに、文字で説明されるよりも画像や動画のほうが理解しやすいともいっていた。

初診時にIgGアレルギーを調べたところ、乳製品に強い陽性反応があり、小麦、グルテン、大麦にも弱い陽性反応があった。さらにはその他の食材も弱〜中等度の陽性反応があった。典型的なIgGアレルギーが隠れていたのである。

また血液検査は以下のような結果であった。

・たんぱく質の代謝の低下
・ビタミンB群・D・鉄・亜鉛などの不足
・血清脂肪酸組成（オメガ3系：オメガ6系）の低下
・血糖調節障害（乱高下が激しい）
・軽度の慢性炎症

日中の耐えられない眠気は、血糖調節障害によるものと考えられた。また、たんぱく質代謝の低下も認められたため、糖質制限とたんぱく質の摂取を増やすこと、さらに適当な時間に脂質やたんぱく質を補食としてとる指導をした。

すると、肉を増やしたためカロリーは以前よりも高くなっているにもかかわらず、おなかまわりの脂肪が減り、体重が落ちた。夜間の低血糖が改善したのであろう、中途覚醒もなくなり朝までぐっすりと眠れるようになった。

半年後の血液検査で、多くの問題点が改善していることが確認できたが、その頃から「頭がはっきりしてきた」という感覚を実感するようになり、テレビの長編ドラマや読書などでストーリーを追えるようになり、楽しめるようになった。

集団内などでの違和感は残っているものの、その感覚も明らかに改善していることが実感できるようになり、職場の同僚との食事や会議などでも会話が増えてきていることを指摘されるようになった。

症例 注意欠如・多動症→小麦、乳製品アレルギー

C君がお母さんとともに私のクリニックを訪れたのは中学1年生のときだった。

小学校高学年の頃から落ち着きがなく、音が気になり、集中できずに動き回る、授業にとりかかるのに時間がかかるなどの症状が目立ちはじめ、思い余って発達障害専門クリニックを受診すると、注意欠如・多動症と診断された。

専門医から薬を処方され、服用中は落ち着いていたものの、このまま薬を飲み続けるこ

との不安と根本的な改善につなげたいとの思いがあり、通院していたクリニックのカウンセラーから私のクリニックを紹介されたのである。

IgGアレルギーの検査をすると、陽性反応が高い食品が次々と出てきた。なかでも小麦グルテン、全粒小麦のほか、チーズ、牛乳などのカゼインが含まれる食品で突出して高かった。C君に好きな食べ物を聞いてみたところ、案の定、パンと乳製品が大好きだという。そこでグルテンフリー・カゼインフリーの食事指導と、サプリメントを用いる栄養療法をおこなった。

すると1カ月ほどで元気になり、毎日学校に通えるようになった。それまでは疲労感が強く、車で送ることもあったほどだったのだ。3カ月後には友だちとモメることがなくなり、薬も服用しなくなっていた。

そして初診から1年半経った頃、中学3年生になったC君は成績もアップし、塾にも通うようになっていた。発達障害の症状は完全に消え、進学校に推薦で入学したそうである。

IgGアレルギー検査をめぐる問題

先に、IgGアレルギーの血液検査は基本的に専門機関で受けることをおすすめするとお話しした。その理由は、最近ではIgGアレルギーのことを知って、「自分の不調の理由はこれなのではないか」あるいは「わが子の不調の理由を調べたい」との思いから、インターネットなどで検査キットを購入し、自分で検査できるようになっているからだ。さらに医療機関でもこのキットを採用するところが増えているようだ。

多くの人が手軽にできるようになったのは喜ばしいことなのかもしれないが、検査キットで検査をする前に、ぜひ注意してほしいことがある。とくに自閉症などの発達障害や、アレルギーをたくさん持っているお子さんがこのキットで調べると、ものすごい数の食材に陽性反応が出てしまうのだ。

その結果を親御さんが鵜呑《うの》みにしてしまい、陽性反応が出た食材すべてを除去したために栄養障害を起こすケースが出てきたのである。実際、食べられる食材が少なくなり、親御さんがヒエやアワを食べさせて、栄養障害を起こしたお子さんが小児科を受診するケースが見られた。

2014年、日本小児アレルギー学会は「血中食物抗原特異的IgG抗体検査に関する注意喚起」を正式に発表した。簡単にいえば、このような検査は医学的なエビデンスがないからやめなさい、という注意喚起である。

2015年には日本アレルギー学会も同様の注意喚起を発表した。そのなかで、

・IgGアレルギー抗体は、食物アレルギーのない健常な人にも存在する

・食物アレルギーの確定診断としての負荷試験の結果と一致しない
・血清中のＩｇＧ抗体のレベル（どれくらい高い値かということ）は、単に食物の摂取量に比例しているだけ

と述べていて、「結果としてＩｇＧ抗体の検査結果を根拠にして、原因の食品を診断し、陽性の場合にその食物を除去するように指導すると、原因ではない食物まで除去することになる。そして除去が多品目に及ぶ場合は、健康被害を招く恐れがある」という見解を発表したのだ。つまり、この検査はやらないほうがいいですよ、とアレルギー学会がいっているのである。確かにＩｇＧアレルギーの血液検査を正しく理解していなければ、栄養障害などの健康被害を招く恐れはあるだろう。

では、ＩｇＧアレルギーの血液検査結果について、どのように理解すればいいのだろうか。私の見解はこうである。

血清中のＩｇＧ抗体のレベルが高いのは、食べる量と比例しているためだというが、腸が健康な人であれば、どれだけたくさん食べても抗体レベルは高くならない。つまり、すべては「腸が弱い」ことに原因があり、腸が弱いから抗体ができるのである。

ということは、多くの食材に陽性反応があるときは、その食材を除去する前に、腸の粘膜が弱く、先述したリーキーガット症候群を形成している可能性を考えるべきである。言

図表7 ／ IgGアレルギーの検査項目

血液検査により、以下の食品にアレルギーがないかを調べる。

乳製品

カゼイン
チェダーチーズ
カッテージチーズ
牛乳
ホエイ(乳清)
ヨーグルト

肉・卵

牛
鶏
卵白
卵黄
羊
豚

魚介類

アワビ
ハマグリ
タラ
カニ
イカ
カキ
バラフエダイ
サケ
スズキ
エビ
マグロ

ナッツ・穀物・野菜

アーモンド
キドニー豆
小豆
大豆
サヤインゲン
ソバ
カシューナッツ

ナッツ・穀物・野菜

トウモロコシ
小麦グルテン
緑豆
オーツ麦
ピーナッツ
ピスタチオ
玄米
白米
ライ麦
ゴマ
クルミ
全粒小麦
アスパラガス
タケノコ
モヤシ
ゴーヤ
ブロッコリー
キャベツ
ニンジン
カリフラワー
セロリ
キュウリ
ナス
ニンニク
コンブ
西洋ネギ
レタス
マッシュルーム
オリーブ(黒)
タマネギ
ピーマン
サツマイモ
ジャガイモ
カボチャ
ホウレンソウ
トマト

果物

リンゴ
アボカド
バナナ
網メロン
チェリー
ココナッツ
赤ブドウ
グレープフルーツ
キウイ
レモン
マンゴー
オレンジ
パパイヤ
モモ
パイナップル
イチゴ
スイカ

スパイス

カレーパウダー
ショウガ
マスタード
黒コショウ
チリ
バニラ

その他

ココア
コーヒー
ハチミツ
サトウキビ
緑茶
製パン用イースト
醸造用イースト

い換えれば、多くの食材に陽性反応があることそのものが、リーキーガット症候群の間接的な証拠なのだ。

だから陽性反応が出た食材は、その反応がそれほど強くなければ、完全に除去する必要はない。ただ抗体ができているのは確かだから、毎日摂取することは避ける。

ただし、小麦製品や乳製品に陽性反応が出た場合は別である。どちらか一方でも陽性反応があれば、私のクリニックでは両方、しばらく食べるのを避けてもらうことにしている。なぜならここまでお話ししてきたように、小麦製品や乳製品は同じ立体構造を持っていて、それらに含まれるグルテンやカゼインが、腸を荒らす原因になるからだ。IgGアレルギーが多くの食材にある人は、小麦製品や乳製品を避けることで腸を刺激しないようにしなければならない。

避けるといっても、セリアック病でない限り、一生避けるわけではない。方法は、まず「2週間抜いてみる」こと。この2週間のあいだは、かなり厳密に完全に除去してもらう。小麦が含まれる食品といえば、パンやパスタ、麺類やクッキーなどがわかりやすいが、この期間はビールや麦茶からしょうゆなどの調味料まで、小麦（グルテン）が含まれる可能性があるものを完全に除去する。

乳製品も同様で、牛乳、ヨーグルト、チーズ、生クリームなどを完全に抜いてもらう。

欧米人に比べれば、日本人はグルテンフリー・カゼインフリーは実施しやすいだろう。基本的にパンや麺類など主食をお米に代えてもらい、乳製品は一切とらない。ヨーグルトなどで発酵食品をとっていた人は、漬物を食べることをおすすめしている。

グルテン・カゼインの2種を完全に除去することで、体調の変化がわかりやすくなるはずだ。抜いてみて調子がよければ、ある程度、食生活を変えていかなければならないが、その後の食生活をどうするかは、体調と相談しながらやっていけばいい。

アレルギー学会が発表しているように、IgGアレルギーの血液検査では、陽性反応が出たすべての食品を除去するような指導をするべきではない。ただ、腸の健全さを間接的に評価するという意味で、検査をする意味はあると思う。

胃のピロリ菌が腸にも影響する

ここまで腸のことを語ってきたが、実は胃の状態は、その下流にある腸内環境に大きな影響があることがわかっている。つまり、腸のトラブルの原因には胃の問題もあり、そこには少なからずピロリ菌がかかわっている可能性があるということだ。

ピロリ菌は、正式にはヘリコバクター・ピロリといい、胃粘膜に生息している菌だ。胃粘膜は通常、強力な胃酸で覆われているため、細菌は生息できないと考えられていた。しかし、近年になって胃のなかでも生息できるピロリ菌がいることがわかったのだ。ピロリ菌は胃がんの原因の1つとされており、日本でのピロリ菌感染者は約3500万人いるともいわれている。

胃の状態がいいことは腸の状態がいいことにつながるから、胃の粘膜にピロリ菌がいれば、当然、胃の状態は悪くなり、その下にある小腸、大腸に問題が起きてくる。

胃のすぐ下にある小腸は、おもに栄養素を吸収する働きがあるため、胃の環境が乱れると、栄養素の吸収自体にトラブルが生じてくる。とくに、たんぱく質や鉄などのミネラルや、ビタミンB群の吸収が落ちてしまう。これが、あとでお話しする発達障害特有の栄養障害の原因になりうるのだ。言い換えれば、栄養障害の原因に、ピロリ菌が関係していることが多いのである。

さらにその下流にある大腸にも影響が出てくる。ピロリ菌によって胃の働きが乱れることで、大腸のなかの腸内細菌にも乱れが生じる。

腸内細菌が乱れるのがよくないことはよく知られている。では何が問題なのかというと、腸内細菌のバランスが悪くなることで、ビタミン不足になってしまうのである。

ビタミンと腸がかかわっている、といわれてもすぐにピンと来ないかもしれないが、実は腸内細菌は、多くのビタミンを生成しているのだ。

例えばビタミンK。赤ちゃんが生まれると産院ではビタミンK_2シロップを飲ませるが、これは、生まれたばかりの赤ちゃんは腸が未熟で、腸内環境が整っていない状態だからだ。ビタミンKが不足した状態だと、ビタミンK欠乏性出血症になる。大人の場合、ビタミンKはもちろん食材から摂取することもできるが、健常な腸内環境であれば、ビタミンKの必要量は、腸内細菌による合成でまかなえる。

もう1つ重要なのがビタミンB群である。ビタミンB群は、ビタミンB_1、B_2、B_3（ナイアシン）、B_5（パントテン酸）、B_6、B_{12}、葉酸、ビオチンなどの総称である。

実は、B群のなかのパントテン酸や葉酸、ビオチンなどは、食事から得るルート以外に、腸内細菌の合成によって、十分量ではないがまかなっている。とくにビタミンB群の合成に深くかかわっている腸内細菌にはビフィズス菌がある。

ピロリ菌除去は発達障害にも効果あり!?

佐賀大学医学部小児科の垣内俊彦医師は、未来に向けた胃がん対策推進事業として、佐賀県内の中学3年生（希望者）を対象にピロリ菌感染検査などの研究をおこなっている。

胃がんの原因の多くがピロリ菌にあることは知られてきたが、ピロリ菌感染が進み、胃が萎縮した状態になってしまうと、ピロリ菌を除菌しても胃がんになってしまう。長年胃のなかに生息してきたピロリ菌によって炎症が進みがんになるのだから、慢性胃炎や萎縮性胃炎といういわゆる前がん病変が見られる前に除菌をしないと、除菌の効果が落ちるというわけだ。

では、いつまでに除菌をすればいいのか。それが今までわかっていなかった。そこで中学3年生を対象に、検査をしたのである。もしピロリ菌に感染していたら、県が公費で除菌を助成してくれるという。データを見ると、やはり若いうちに除菌したほうが効果は高いようだ。今後、その子どもたちが胃がんにならないかどうかを追いかけていく、長期的なプロジェクトとなっている。

ここからは未発表のデータになるが、垣内医師に許可をいただいて、本書で紹介させていただく。

ピロリ菌の検査を希望した中学3年生全体のピロリ菌陽性率は4・8％。一方発達障害といわれている子どもたちのピロリ菌陽性率は9・6％と、倍だったのだ。発達障害の母集団の数が125人と少ないこともあり、まだ学会の発表や論文にはなっていないが、事実としてこのような差があることを知っておいてほしい。

さらにこちらも未発表だが、発達障害の人の便を調べたところ、ビフィズス菌が有意に少ないことがわかった。先ほど述べたように、ビフィズス菌はビタミンB群の腸内での合成に深く関与しているから、ビタミンB群不足になりやすい状態だといえるだろう。

私も臨床の現場で、発達障害の方々は腸内環境が悪く、かつ重度のビタミンB群不足が多いと感じている。私の実感とこのデータの結果は、見事に一致しているといえる。

なお、ピロリ菌を除菌すると、いわゆる善玉菌であるいい腸内細菌も殺してしまうのではないかと思われる方もいるだろう。もちろん除菌をすると、一時的にはそのような状態になる。しかし、長い目で見ると胃の状態をよくすることが、その後の腸内環境の改善につながるのである。

自閉症や発達障害のお子さんを検査すると、腸内細菌においてカンジダや酵母、その他クロストリジウムなどが通常よりも異常に増えていることがある。腸内細菌は常に陣取り合戦をしている。抗生物質が不適切に服用されると、腸内細菌のうち抗生物質によって影響を受ける細菌が減ってしまう。カンジダや酵母は、通常の抗生物質には何も影響を受けないため、通常であれば少数派で影響がないレベルであっても、抗生物質の服用によって大きく勢力を増し、全身へ影響を及ぼすようになる。

他施設で自閉症と診断された患者さんのなかで、それまで知能の発達にまったく問題がなかったが、2歳のときに中耳炎と診断され、2週間抗生物質を服用したのち、ぱたりと言葉の発達が止まってしまい、その後自閉症と診断されたケースがあった。そのほかにも、抗生物質の服用によって下痢をすると、衝動性が増してしまうケースもある。カンジダ、酵母、クロストリジウムなどは、腸の粘膜への炎症とともに脳に影響することが知られている。

発達障害だけでなくうつ病や統合失調症などの脳のトラブルの場合でも、腸内環境を整えることはとても重要である。腸内環境を整えるためには、胃酸を十分に分泌させ、小腸では消化酵素が適切に分泌され、大腸では適切に水分を調節する必要がある。

そのためにピロリ菌はやはり除菌するべきだし、胃酸は抑えてはいけない。さらに必要であれば消化酵素などを用いて消化を助け、小腸だけでなく大腸の粘膜を丈夫にすることが重要だ。

カンジダや酵母については、根絶させることを目標にすると失敗することが多い。そもそもカビの仲間であるカンジダや酵母を根絶させることは、極めて困難である。だから、これらの菌はいても悪さをさせないことが最初の目標だ。そのためには自分の免疫をしっかりと高いレベルに保ち、粘膜を強化する栄養アプローチが必須である。

第3章

発達障害を悪化させる「炎症」の問題

決め手は
油の選び方にある

「炎症」は油で止められた！

腸の炎症は脳の炎症につながり、逆にイライラして脳内の環境が悪くなると腸内環境も悪くなる。簡単にいうと、これが第2章で述べた「脳腸相関」である。

発達障害の患者さんには腸内環境が悪い人が多いが、これはすなわち、脳も炎症を起こし、脳のトラブルにつながっているということになる。

近年、医学界では、あらゆる病気には「炎症」がかかわっているといわれるようになった。「炎症」というと、体にとってよくないことだと思われがちだが、そうではない。炎症を起こすことで、異常事態を知らせてくれているのだ。

蚊に刺されて赤く腫れているのも「ここで炎症が起こっていますよ」と知らせていることになるし、発熱も体内で炎症が起こっているサインである。目や鼻の粘膜で炎症が起こっていれば花粉症、そして腸に炎症が起こればアレルギーが起きているというわけだ。

もちろん、炎症は異常事態を知らせてくれるサインだからといって、放っておいてはいけない。炎症が進めば症状は悪化し、炎症が進んでしまう。

炎症はいってみれば体のなかで起こっている火事のようなものだから、炎症が小さいうちにその火を消しておく必要がある。炎症があったからといって恐れることはなく、火を消すことさえできれば、トラブルや病気はそれ以上進むことはないはずだ。

実際に私たちの体の炎症を鎮めてくれる働きをするホルモンもある。それがコルチゾールという副腎皮質ホルモンだ。コルチゾールは炎症を鎮める強力なホルモンである。ただ、ホルモンは自分で分泌量をコントロールすることはできない。

そこで近年注目を集めているのが、「オメガ3系」と呼ばれる脂肪酸、つまり油である。オーソモレキュラー療法の発達障害へのアプローチにおいても、良質な油の力は非常に重要視している。

ひと昔前までは「太る」からと避けられがちだった油だが、今はその種類によって健康効果が高いことがわかり、注目を集めている。ただし、摂取するには正しい知識が必要である。本章では、この炎症を鎮める油についてお話ししていこう。

避けたい油、とりたい油

油にはさまざまな種類があるが、炎症に関係するものには2つある。炎症を鎮める「オメガ3系」の油と、炎症を促進する「オメガ6系」の油である。炎症において、この2つの油は真逆の働きをしているといってよい。

「オメガ3系」脂肪酸の1つはα《アルファ》-リノレン酸であり、亜麻仁《あまに》油やエゴマ油、シソ油、魚油などがある。魚油にはDHA（ドコサヘキサエン酸）やEPA（エイコサペンタエン酸）が多く含まれている。

「オメガ6系」脂肪酸の代表はリノール酸で、ベニバナ油、コーン油、大豆油などに多く使われている。いわゆるサラダ油やドレッシングなどのほとんどはこのリノール酸が多く含まれている。

この「オメガ3系」と「オメガ6系」の2つの脂肪酸がどのような構造で炎症を抑制したり、促進したりするのか。少し難しくなるが説明しよう。

リノール酸は、体内に吸収されるとγ《ガンマ》-リノレン酸から2-ホモ-γ-リノレン酸に変換される。そこから炎症を抑える働きを持つプロスタグランジン1系という生理活性物質をつくり出す経路と、アラキドン酸に変換されたあとにプロスタグランジン2系という炎症を促進する物質をつくり出す経路に分かれる。

オメガ6系が炎症を促進するというと、悪い作用ばかりする脂肪酸だと思われがちだが、オメガ6系の脂肪酸がすべて悪いわけではなく、代謝産物であるアラキドン酸由来のプロスタグランジン2系の生理活性物質が、慢性炎症を起こす原因になる。実際にオメガ6系脂肪酸の1つであるγ-リノレン酸は、古くから生理痛や頭痛を改善する油として利用されてきた。オーソモレキュラー療法では、オメガ3系、オメガ6系という大雑把な分類ではなく、オメガ3系でもEPAとDHAは作用が異なるので使い分け、オメガ6系でもγ-リノレン酸は炎症を抑える作用を利用している。

ここで、なぜ炎症を促進する物質が出るのかと疑問に思う人もいるだろう。炎症が起こったら、その炎症を促進させることは、早く治すために必要なことだからだ。蚊に刺された箇所が赤く腫れてきたまさにそのとき、炎症を促進する物質がさかんに出ているということになる。そして炎症が治まってきたら、今度はそれを鎮静させるという流れになるのだ。これが、私たち人間が持っている自然治癒力である。

そしてもう一方のオメガ3系のほうは、α-リノレン酸が代謝反応を受けてEPAが合成され、EPAからプロスタグランジン3系の生理活性物質に変化する。プロスタグランジン3系は、炎症を抑える作用があるのだ。

この2つの脂肪酸は必要な量を人体でつくることができないため、食材から摂取するしかないのだが、もうおわかりの通り、積極的にとりたいのはオメガ3系の油のほうだ。

そしてオメガ3系とオメガ6系の2つの脂肪酸のとり方として大切なのは、「量」ではなくて「比率」である。オメガ3系：オメガ6系の理想的な血液中の比率は、ズバリ1：1だ。1：1なら簡単そうと思われるかもしれないが、とんでもない。

現代人の食生活を見てみると、オメガ6系の油だらけといっても過言ではない。コーン油、ベニバナ油、大豆油などの植物系の油などは、身近な揚げ物や炒め物などによく使われているし、菓子、パン、マヨネーズ、インスタントラーメンやファストフードなどにも大量に使われている。圧倒的にオメガ6系を摂取しているのである。

オメガ3系とオメガ6系の脂肪酸がそれぞれ体内に取り込まれると、代謝反応を受けて、少しずつ性質を変えながら血液中を流れ、細胞膜に入る。そのときどちらの脂肪酸も取り込まれる部位が同じなのだ。つまり、同じ場所の取り合いをしているのである。1つは炎症を抑えようと、もう1つは炎症を進めようとして、互いにせめぎ合っている。だから2つの油のバランス、「比」がポイントなのである。

オメガ3系のほうは魚油などに含まれているから、アジやサバ、サンマなどの青魚を積極的にとるようにしたい。不足分はEPAやDHAなどのサプリメントで補うといいだろう。

ちなみに昔の日本人の比率は理想的な1：1だったそうである。おそらく、今よりもずっと魚を食べていたからだろう。

強力な抗炎症作用を持つDHA

オメガ3系の脂肪酸のなかでも、発達障害を改善するアプローチとしては、DHAが非常に重要になってくる。

DHAは、コミュニケーション、言語発達、学習などに深くかかわる栄養素である。

実は脳は、人間の体のなかで脂質の含有率がずば抜けて高い部位である。脳の構成は、大きく分けるとたんぱく質が40%、脂質が60%と半分以上を占めている。いってみれば脂の塊なのだ。

さらにその脂質の組成を見ると、

・コレステロール……50%
・リン脂質……25%
・DHA……25%

となっている。

コレステロールが脂質の半分を占めているが、うつの人に低コレステロールが多いことは、私の今までの本でも繰り返し述べてきた。それに加えて、衝動性も増すといわれている。これも、コレステロールが脳とかかわっているからだろう。

リン脂質は、細胞膜を構成している脂分になる。脳内には細胞の数が多いから、当然細胞膜の量も多くなる。それが、脳にリン脂質が多い理由だ。

そしてDHA。これが脳の一番の特徴だ。脳に多く含まれているのは、DHAが脳の関所である血液脳関門を通過できる脂肪酸だからだ。

ちなみに脳以外でDHAが多く含まれているのは、目の網膜、精液、母乳である。母乳に多く含まれているのは、おそらく赤ちゃんの脳を発達させるためだろう。

血液脳関門を通過したDHAは、特異的に脳と網膜に取り込まれていく。だからDHAをとれば、脳と目が真っ先に改善されるというわけだ。

DHAには確認されているだけでも、次のようなたくさんの作用がある。

・抗炎症作用、抗アレルギー作用
・学習機能向上作用（子どもの知能だけでなく発達障害や認知症などにもかかわる）
・制がん作用（とくに、乳がん、大腸がん、肺がんなど）
・血中脂質低下作用（コレステロール、中性脂肪）
・網膜反射能向上作用（視力低下を抑制）
・血圧降下作用
・抗血栓作用（血小板凝集抑制作用）

発達障害において重要な作用は、最初の2つだろう。これだけでも積極的に摂取する意味は十分ある。

DHAを食材やサプリメントで摂取すると、血液脳関門を通過して脳内に取り込まれ、脳の神経細胞の膜に入り込む。すると細胞膜はしなやかになり、成長を促進する。普通、細胞は丸みを帯びた形をしているが、神経細胞は神経細胞間に形成され信号を送る役目のあるシナプスなどがあり、とても複雑な形をしている。そしてその複雑な形を維持し、シナプスの働きをよくするためには、DHAが細胞膜に多く含まれれば含まれるほどいいのである。

次に細胞膜にDHAがたくさん入ってくると、細胞内のグルタチオンの濃度が上がる。グルタチオンの重要な働きは、何といっても「解毒」である。重金属や環境ホルモン、薬剤などの解毒をおこなう主役なのだ。

重金属や環境ホルモンなどは、グルタチオンで抱合され、無毒化されて体外に排出されやすくなる。なお、このときに大切なのが亜鉛で、DHAとともに亜鉛もしっかり補うことが大切である。

また、グルタチオンの濃度が上がると同時に、SOD（スーパーオキシドディスムターゼ）という活性酸素を消去してくれる重要な酵素も増えてくることがわかった。活性酸素を消去するということは、言い換えれば体のサビを除去してくれるということだ。

まとめると、DHAをとることで解毒（デトックス）もできるし、酸化ストレス（サビ）も消去してくれることになる。

自閉症を含めた発達障害は、いろいろな原因が指摘されているが、なかでも比較的強く影響があるとされているのが、農薬や環境ホルモン、重金属だ。重金属や農薬などを体内に入れないことはもちろん大切だが、いかにデトックス機能を高めるかも非常に需要になってくる。

DHAの摂取がこれらの蓄積を防ぎ、発達障害の改善につながっていく可能性があるのである。

「DHAだけ」でとることの効果

ここで、疑問に思った人もいるのではないだろうか。

「オメガ3系」の脂肪酸にはDHAだけでなくEPAもあるのに、EPAはどこに行ってしまったのだ？　と。

一般的に、DHAとEPAはセットで語られることも多いし、サプリメントなどの健康食品もこの2つの名前が並んでいるものが多い。確かにこの2つは非常によく似ているのだが、決定的な違いが1つある。

それが先述した「血液脳関門を通過できる」ことだ。ＤＨＡだけが、血液脳関門を通過できるのである。だからＤＨＡは、脳にダイレクトに届くというわけだ。

みなさんのなかにも、「オメガ3系」脂肪酸の1つであるα-リノレン酸をとるために、エゴマ油や亜麻仁油を摂取するようにしている方がいるかもしれない。

これまでは、α-リノレン酸をとれば、体内で変換されてＥＰＡとなり、さらにＥＰＡからＤＨＡに変換され、私たちの体内で働くと考えられていた。しかし最近の研究では、ＥＰＡからＤＨＡへの変換率はとても低く、私たちの体、そして脳に必要なＤＨＡは基本的に食材から、それも単独でとることがとても重要であることがわかってきた。

つまりα-リノレン酸をとるために、エゴマ油や亜麻仁油を摂取しても、ＥＰＡを摂取しても、とくに脳に関してはあまり意味がないということなのだ。

もちろんエゴマ油や亜麻仁油、ＥＰＡをとることが無意味なわけではない。

ここでも大切なのは「量」ではなく「比率」である。ＥＰＡとＤＨＡの比率において、脳に入る量が決まってきてしまうのだ。だから、脳のトラブル改善に特化して考えるなら、ＤＨＡをできるだけ多く、もっといえばＤＨＡを単体でとったほうがいいのである。それが、脳の栄養不足を防ぐのに有効な方法なのである。

先述したように、ＤＨＡは青魚に多く含まれている。しかし、青魚にはＥＰＡも含まれているため、脳内のＤＨＡの比率を高める目的でＤＨＡを単独でとるには、サプリメントを上手に利用するのがおすすめである。

第4章

発達障害は食事でよくなる!

12の特性別栄養アプローチ

その「困った！」は栄養で解決できる

発達障害がこれほど広く知られるようになっても、いまだ根本的な問題が解決されているわけではない。では、どうすればいいのか。

私は、発達障害はいわゆる完治を目的にするのではなく、その人が大きな支障を感じることなく社会生活を送ることができるようにすることこそが、まず大切なのではないかと思っている。

発達障害の患者さんは、そのときそのときでつらい症状も変わる。ならば、そのときの症状に合わせた対応をするべきではないだろうか。しかしこうした基本的で臨機応変な対応が、普段の治療ではなされていないのが現状だ。

発達障害のお子さんにしても、大人にしても、大切なことは、その患者さんの〝そのとき〟〝今現在〟の問題点を把握して、どのように対応するかということだ。

これまでお話ししてきたように、発達障害（神経発達障害）には、診断基準によって複数のカテゴリーがあるが、実際には多くの症状や特性が重複してあらわれている。

また、同じ患者さんであっても、診断する医師によって診断名が異なることも多い。逆に、同じ診断名であっても、それぞれの患者さんによってあらわれる症状が異なるのは、よくあることだ。

図表8 ／ 神経伝達物質の合成過程

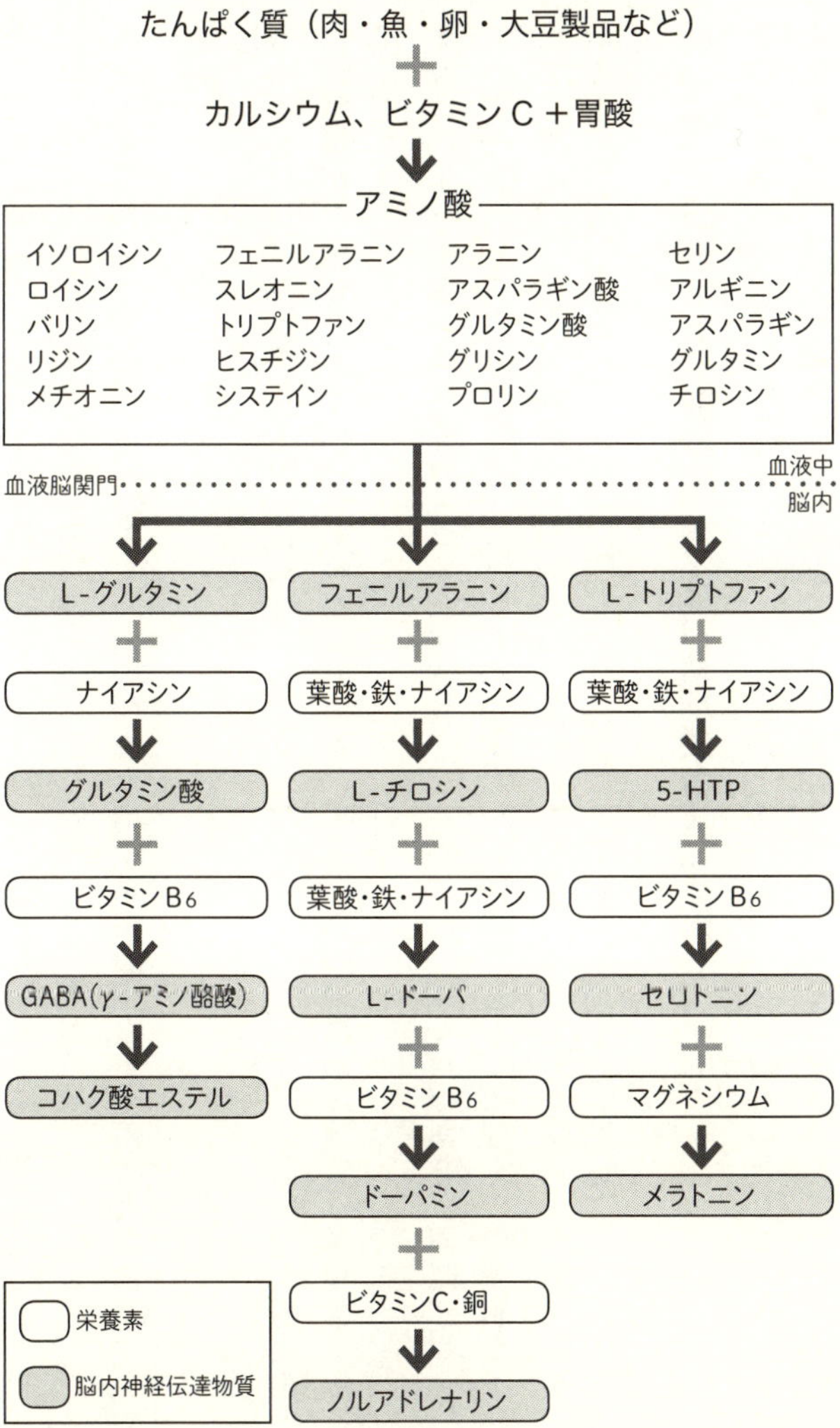

ただ、ここではその診断の整合性を議論するよりも、むしろ最初から重複があることを前提にして、それぞれの患者さんの特性を考えるということが重要だ。

もちろんこれは、発達障害だけでなく、そのほかの精神疾患にもいえることである。

ここでポイントになるのが「栄養素」だ。

例えばADHDの患者さんの症状には、ドーパミンやノルアドレナリンといった脳内神経伝達物質がかかわっていることがわかっている。実は、この神経伝達物質は栄養素をもとに合成されているのだ。

105ページの図表8にあるように、原材料となるのはたんぱく質であり、同時にビタミンB群や鉄といったビタミンやミネラルもかかわっている。もし、これらの栄養素が不足してしまえば、神経伝達物質の合成もうまくいかないことになる。

つまり、「脳の栄養不足」と発達障害特有の症状には、深い関係があるのだ。

今の状態を評価する「発達障害の特性別栄養チャート」

そこで私は、発達障害の患者さんの〝今、そのときの状態〟を知るものとして、チャートを作成した。まず、発達障害の特性（症状）を12項目に分ける。そのうえで、それぞれの特性を改善するための栄養アプローチがわかるようになっている。

このチャートは、私のクリニックの臨床の現場でも活用している。12項目は以下の通りである。

①睡眠 ②衝動性・キレる	低血糖症タイプ
③不安・ネガティブ ④不注意 ⑤こだわり・過敏さ	ビタミンB群不足タイプ
⑥便通トラブル	消化管不良タイプ
⑦チック	ナイアシン不足タイプ
⑧運動神経 ⑨多動	鉄不足タイプ
⑩人間関係・コミュニケーション ⑪学習 ⑫言語	DHA不足タイプ

それぞれの特性には、いくつかのチェックポイントがある。医師や臨床心理などの専門家による評価ももちろん重要ではあるが、日常に即して現状を把握することができる簡易なセルフチェックも大切であり、対策を立てるために役立つだろう。

チェックポイントの内容は、子どもも大人も当てはまるような項目にしているが、大人の場合、現在だけでなく子どもの頃どうだったかも振り返ってみてほしい。

注意してほしいのは、あくまでも正しい診断をすることが目的ではなく、今の状態を把握することが重要だということだ。

なお、点数をつけることに迷ったときは、1つ重度のほう（3点か4点か迷ったら4点にするなど）にチェックしてほしい。

図表9 ／ 発達障害の特性別栄養チャート

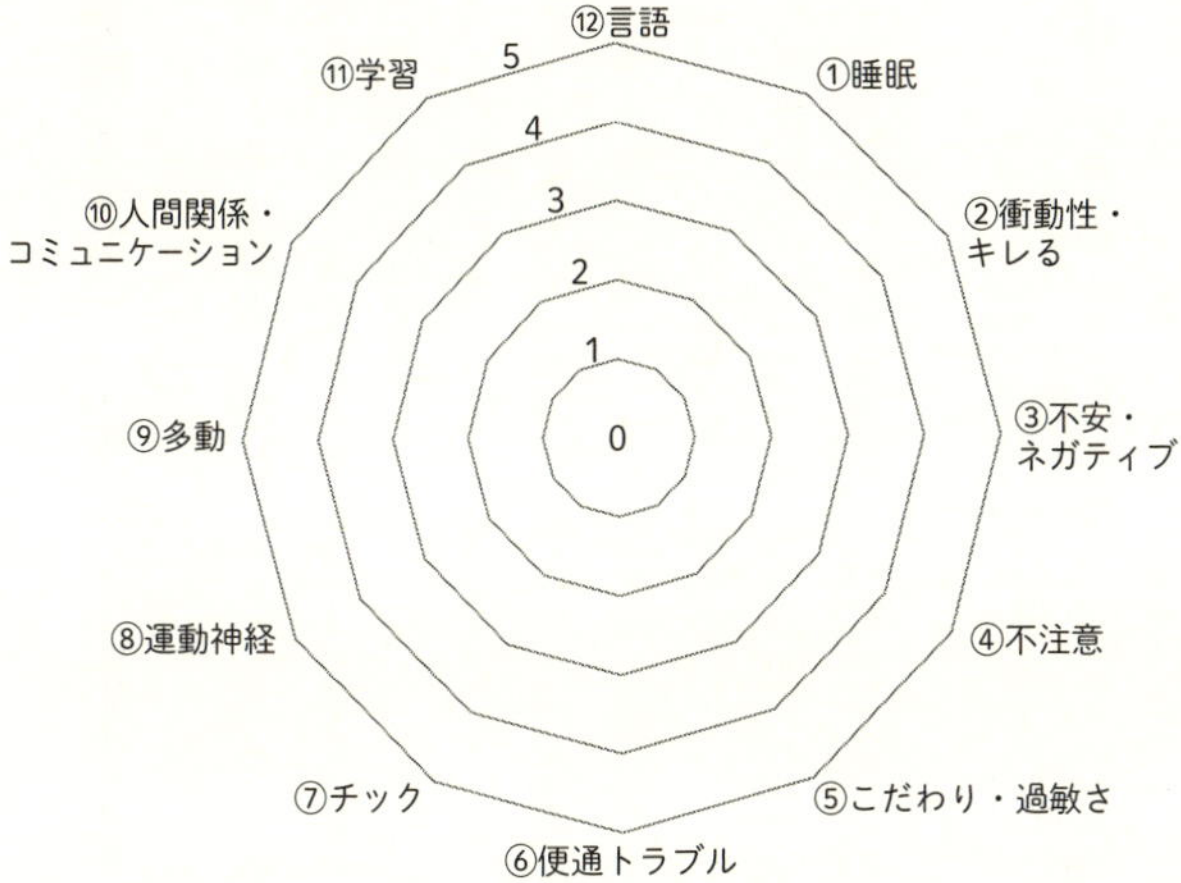

評価の目安	
0点	まったくない
1点	たまに感じるが、日常生活上は問題にならない
2点	症状として自覚するが、日常生活の工夫で対応できる
3点	症状のため日常生活に支障を感じる
4点	症状のため日常生活を制限している
5点	ほぼ常に症状を自覚し、日常生活の妨げになる

低血糖症タイプ　①睡眠　②衝動性・キレる

低血糖症と発達障害の関係については第1章でも述べたが、発達障害の方々は、同じ糖質を摂取しても、血糖値の乱高下が強くなる傾向がある。

大切なのは単に血糖値が高い、低い、ということではない。血糖値はゆっくり上がり、ゆっくり下がることが自律神経の安定には必須なのだ。

さまざまな症状は、血糖が急上昇し、そのあと急降下するときに起こる。代表的なものがイライラや衝動性だ。ほかに頭痛、動悸、手足の冷えやしびれ、悪夢を見る、睡眠中の体のこわばり、中途覚醒などがある。

また低血糖症には、このあと説明するビタミンB群の不足がとても深く関係している。それは、糖の代謝にはビタミンB群が必須だからである。

①睡眠〈チェックポイント〉

□寝る前に何かを食べることが多い

□途中で起きることが多い
□夢をよく見る。悪夢を見る。寝言が多い
□歯ぎしりをする
□朝起きても疲れている
□日中に急な眠気を感じる。日中に眠る

②衝動性・キレる〈チェックポイント〉

□キレやすい。怒りっぽい
□おなかがすくとイライラしがち
□イライラ感が甘いものでおさまる
□午前中よりも午後や夜間にイライラ、キレることが多い

低血糖症は睡眠と深いかかわりがあるので、何らかの睡眠トラブルがある場合は低血糖症を疑う必要がある。また、通常でもよくイライラすると甘いものが食べたくなり、食べると落ち着くということがあるが、その症状がとくに強いのがこのタイプである。

□低血糖症タイプの対策

「糖質をとりすぎないように」と指導すると、すぐに糖質制限食を実践する人もいる。しかし最も重要なポイントは、いたずらに糖質制限をするのではなく、血糖値の大きな変動をつくらないことである。

できることとしては、食べる順番に注意すること。つまり、肉や魚などのたんぱく質や、食物繊維が豊富な野菜などから食べて、最後にごはんやパンなどの糖質をとるようにする。こうすると血糖値がゆるやかに上昇し、ゆるやかに下がっていく。

もちろん、糖質の高いものをとりすぎないなど、食べるものにも注意が必要だ。一度にたくさん食べると急激な血糖値の上昇を引き起こすため、食事と食事の時間を空けすぎないように、上手に補食をとることも大切である。

次に、症状がよくなってきたら、筋トレをして筋肉量を増やす。すると血糖の変動が穏やかになってくるのだ。私たちの体で、ブドウ糖を最も多く取り込むのは筋肉だ。筋肉量が落ちると、ブドウ糖の消費量も減少するため、それだけ血液中のブドウ糖を増やす＝血糖値を上げることにつながるのだ。最終的に大切なことは、糖質を食べても食べなくても血糖値が安定し、自律神経に影響しない体になることである。

□低血糖症タイプに必要な栄養素
ココナッツオイル、ビタミンB群、ナイアシン

「ビタミンB群不足タイプ」③不安・ネガティブ　④不注意　⑤こだわり・過敏さ

ビタミンB群不足は、発達障害の多くの特性にかかわっている。

ここでは「不安・ネガティブ」「不注意」「こだわり・過敏さ」について説明するが、このあと話す便通トラブルやチックもビタミンB群不足が関係している。

チャートでいうと、時計の右半分に当たる1時から7時くらいまで（発達障害に特有の症状の半分くらい）は、ビタミンB群不足があるといってもいいくらい、発達障害にはビタミンB群不足が深く、しかも広範囲に関係しているのだ。

「不安・ネガティブ」「不注意」「こだわり・過敏さ」の特性はいずれも、日常生活を送るうえで、問題となりやすいものばかりだ。逆にいうと、ビタミンB群の補正をすることで、かなり発達障害が改善するということだ。

③ 不安・ネガティブ〈チェックポイント〉

□学校や職場での嫌なことや人のことを帰宅後にいい続ける
□「どうせ自分なんて」という思いが強い、自己肯定感が低い
□新しい場所や場面を極度に怖がり、避ける
□その場面でもないのに、不安が繰り返し起こる
□物事をポジティブに、楽観的に捉えられない
□抑うつ感がある。うつ病といわれたことがある

④ 不注意〈チェックポイント〉

□忘れ物が多い
□ルーチンが身につかない（起きているのに遅刻する、外出が遅くなるなど）
□整理整頓ができない
□ゲーム、パソコン、読書など特定のものに集中する
□冷たいといわれる、思われる（まわりに注意を払えないため）
□混雑した道を歩くと人とよくぶつかる

□車の運転で減点が多い（速度オーバーなど）、ハッとすることが多い

⑤こだわり・過敏さ〈チェックポイント〉

□決まった道しか歩かない
□食事の時間や日常生活が時間できっちり決められている
□決まった手順がずれると不機嫌になる
□同じ食べ物を食べ続けられる
□明るい日中が苦手、蛍光灯やテレビも苦手なことがある
□飛行機の音やサイレン、「よーいドン」のピストルの音が苦手
□触覚も敏感なことがある。子どものときは極端なくすぐったがり

チェックポイントについて補足しよう。

「不安・ネガティブ」については、例えば小学校時代などに、学校から帰ると嫌いな友だちや嫌だったことを親にいい続けることがある。そしてやがて「どうせ自分なんて」と自分のことを否定しはじめる。

また、新しい場所や場面を極端に怖がるのも特徴だ。さらにはその場面でないのに、思い出して不安になったり、関係ないのにひたすら不安を繰り返し訴えたりする。その延長でもあるが、物事をポジティブに楽観的に捉えられず、抑うつ感を持ちやすくなる。

「不注意」について特徴的なのは、とにかく忘れ物が多いことだ。これは宿題を忘れるなどということだけではない。体操着や弁当箱、上履きなどを持ち帰るのも忘れてしまう。

またルーチンが身につかないので、順序立てて物事を進めることが苦手になる。そのため、出発の時間が決まっているのにいつも家を出るのが遅くなってしまう。起きているのに遅刻してしまう、といったことがある。親が「出かけるぞ」といっているのに、なかなか出かけられないお子さんなどはこのタイプである。

整理整頓ができないのも大きな特徴だが、面白いことに、栄養状態がよくなってくると、急に片づけはじめることがある。

ゲーム、パソコン、読書など特定のものに集中することが多いが、なぜ集中力があるのに「不注意」になるかというと、集中しすぎて不注意になるからである。例えばお子さんで、ものすごい集中力で絵を描いていて約束を忘れてしまったりすることがあるが、これは何かに集中してしまっていることで、まわりに目がいかない状態なのだ。

また、まわりに気配りや忖度ができないので、とても冷たい人と思われていることも多い。例えば体調がつらそうな人がいても席を替わることができない、道を譲ってあげることができない、というようなことが多いようだ。

「こだわり・過敏さ」については、日常生活の行動において決まった手順があるため、急な予定の変更に対応できず、不機嫌になったりイライラしたりしてしまう。その一方で食べ物への執着はあまりなく、例えば夕飯にカレーライスが続いても平気だったり、おいしいかどうかのこだわりもなかったりする。

また、音や光に敏感であるため、学校生活などでは支障をきたすことも多い。明るい日中や蛍光灯が苦手なので、昼でも明かりを暗くすることもある。小さいときに飛行機の音を嫌がったり、防災訓練などで皆と一緒に訓練をしなければならないときにひたすら耳を塞いでいた、「よーいドン」のピストルの音が苦手で運動会に参加できなかった、などといったことがある。

□ビタミンB群不足タイプの対策

ビタミンB群はただでさえ消費量がとても多い栄養素であるため、とにかくビタミンB

群をムダ使いさせないことが重要だ。

ムダ使いさせない工夫は、糖質とアルコールを控えること。またどんなに楽しくても、調子がよくても、集中しているときは大量のビタミンB群を消費しているので、集中タイムを長くさせないこと。子どもなどは、集中してしまうと自分で止めることは難しいため、時間を区切ってときどき休憩を入れるようにしてほしい。これについては第5章で説明しよう。

ビタミンB群を食事から積極的に摂取するのもいいだろう。豚肉やマグロなどの動物性たんぱく質をよく食べるようにしてほしい。

□ビタミンB群不足に必要な栄養素

ビタミンB群、ナイアシン、マグネシウム

「消化管不良タイプ」⑥便通トラブル

発達障害のお子さんは、便秘や下痢などの便通トラブルを併発していることが非常に多い。そこにアプローチするのはとても大事なことである。

子どもの場合、便の状態が悪化するのに伴い、ビタミンB群不足タイプと同じ、「不安・ネガティブ」「不注意」「こだわり・過敏さ」などの症状がひどくなることもある。

腸内細菌がビタミンB群を供給してくれることは、すでにお話しした通りだ。これは裏を返せば、食材だけでは私たち人間のビタミンB群が足りないことを意味している。だからおなかの状態が悪いと、ビタミンB群不足にもなりやすい。

おなかの状態をよくするには、これまでもお話ししたように、グルテンとカゼインを抜くことが必須である。また腸が悪いとアレルギー症状を伴っていることが多いので、何らかのアレルギーがあるお子さんなどは、腸の状態をよくすることが先決である。

また第2章でお話ししたように、腸と脳は関係が深い。腸が悪ければ、脳にも悪影響がある。このあと説明する「DHA不足タイプ」で出てくる、学習の発達などにも関係が深いところなので注意してほしい。

⑥便通トラブル〈チェックポイント〉
□便秘や下痢が多い
□小麦製品が好きである、よく食べる

□乳製品が好きである、よく飲食する
□花粉症やアトピーなどアレルギー疾患がある
□じんましんが多い
□ジャンクフード、スナック菓子を食べることが多い

□消化管不良タイプの対策

第一に、グルテン、カゼインを避けること。そして飲酒を控えること。飲酒を控えるのは、アルコールが腸の粘膜を刺激してリーキーガット症候群をつくる原因になるためである。そして腸を休ませるために、暴飲暴食をしないことも重要だ。

また、これは今まであまり話してこなかったことだが、12時間くらいの絶食を週1回程度おこなうと、とても腸の状態がよくなる。12時間の絶食といっても難しいことはない。朝ごはんを抜くだけで十分可能になるだろう。水はとったほうがいいが、清涼飲料水やお茶、コーヒーなどは避ける。ただし低血糖症の人は、血糖値の急上昇と急降下が起きやすいため、絶食は避けてほしい。

絶食する最大の目的は、腸を休ませて腸粘膜の機能を回復させることだ。

では、絶食すると腸ではどのようなことが起こっているのだろうか。

食べたものを消化・吸収する主役となる小腸にいる腸内細菌は、大腸にいる腸内細菌から微妙にコントロールされていることがわかっている。だから食物繊維やオリゴ糖をとるなど、おなかにいいと思うことをやればやるほど、大腸の腸内細菌からの影響を小腸が受けてしまって、いろいろな消化・吸収のトラブルを起こす原因になっている。健康のために、おなかにいいことを実践している人も多いかもしれないが、何事もやりすぎは禁物、適度であることが重要なのだ。

12時間ほど絶食することで小腸は休まって機能が適正化され、大腸の腸内細菌からの影響が補正されて、小腸との連携もいい状態にリセットされるというわけだ。

なお、ウォーキングなどの適度な運動も、消化管の改善に有効である。

□消化管不良タイプに必要な栄養素

グルタミン、グリシン（合わない人もいるので注意）、ビタミンA、ビタミンD、乳酸菌やビフィズス菌などのプロバイオティクスや消化酵素の活用

［ナイアシン不足タイプ］ ⑦チック

ナイアシン不足タイプの特性は「チック」1つのみである。

「DSM‐5」の新しい診断基準には、チックが発達障害のカテゴリーに入っている。チックはビタミンB群の不足でよく起こるが、とくにナイアシンに依存度が高い。ちなみにナイアシンはビタミンB群のなかの1つだが、ここではあえて独立させている。ナイアシンは、105ページの図表8を見てもわかるように、神経伝達物質の合成の過程で深くかかわっている。

同時にチックは、あとで説明する鉄不足や、その他のビタミンB群の不足とも関係がある。とくに鉄不足を併発していることが多く、多動や運動神経の未発達などとも関連がある。また環境の変化で、チック症状が強くなることもある。

⑦チック 〈チェックポイント〉

□いわゆるチック症状がある

□吃音（どもり）がある
□環境の変化やストレスによって、チック、吃音などの症状が強くなる

□ナイアシン不足タイプの対策

環境の変化やストレスでチック症状が悪くなることを知っておくこと。逆にいうと、チック症状が悪化することによって、今ストレスがかかっているかどうかを知ることもできるということになる。

子どもにチック症状が出ていると、親はつい「やめなさい」などといってしまいがちだが、チック症状はあくまでも反応に過ぎないため、いい意味でスルーすることが大切だ。それよりもナイアシンの摂取を増やして、ストレスマネジメントをすることのほうがずっと効果的である。

□ナイアシン不足に必要な栄養素

ナイアシン、ナイアシンアミド、ビタミンB群

【鉄不足タイプ】⑧運動神経 ⑨多動

鉄不足は発達障害の分野では、意外に見逃されやすい分野でもある。海外でも発達障害で鉄不足について語られていることは少ないが、日本の発達障害のお子さんのなかには鉄不足が非常に多いというのが、私の実感である。

鉄は神経伝達物質の合成の過程では必須のミネラルである。とくに成長期はその影響を受けやすいようで、特有の問題が生じやすいのが運動領域だ。

例えば、成長期で歩き方がぎこちない、でんぐり返りができない、手と足が別々の動きをするジャングルジムや鉄棒が苦手、皆と同じような体操ができない、などがある。

大人になると、貧乏ゆすりがやめられなかったり、いつもそわそわ動いていたりすることもある。

⑧運動神経〈チェックポイント〉

□歩き方がぎこちない

□マット運動、鉄棒、跳び箱などが苦手
□ラジオ体操など人と同じ運動ができない
□よくつまずいて転ぶ
□運転で車をこすることが多い
□自転車に乗るのが苦手
□混雑した道を歩くと人とよくぶつかる

⑨ 多動〈チェックポイント〉

□落ち着きがないといわれる
□長時間のデスクワークや勉強が苦手
□貧乏ゆすりや、いつも体を揺すったり動かしたりしている
□ペンや鉛筆を回し続ける
□体勢を維持できない（机に顔を伏せる。いつも肘をついている。いつも何かにもたれている。すぐ横になる）

□鉄不足タイプの対策

何といっても鉄の補充が一番重要である。食材でいえば、野菜などに含まれる非ヘム鉄よりも、肉などの動物性食品に含まれるヘム鉄のほうが吸収率がいいので、積極的にとるようにしてほしい。

ただし、鉄の過剰摂取は避ける必要がある。食材に含まれるような、自然界に存在する鉄であれば、ヘム鉄はもちろん、(吸収率は悪いが) 非ヘム鉄でもいい。これらは小腸で調節できるため、過剰摂取にはならないからだ。

一方注意してほしいのが、最近流行っている、化学的に合成されているアミノ酸キレート鉄だ。アミノ酸キレート鉄は非常に吸収率が高いため、過剰摂取の心配がある。最近ではインターネットで簡単に入手できるようになっているが、吸収効率を追い求めてしまうと、ほかの健康被害の原因になる可能性もあるので、避けてほしい。

また、鉄分のとり方にはコツがある。ただ鉄だけをとればいいのではなく、必要なところに運ばれて、必要な形に変換されて利用されなければならない。そのために大切なのが、たんぱく質とビタミンB群だ。ぜひ鉄と一緒にとるように心がけてほしい。

□鉄不足に必要な栄養素

〈ヘム鉄、ビタミンB群、プロテイン、アミノ酸

【DHA不足タイプ】⑩人間関係・コミュニケーション　⑪学習　⑫言語

最後に紹介するのが、DHA不足タイプである。

DHAはいうまでもなく、非常に重要だが、DHAを有効に働かせるためには、ここまで紹介してきたその他の栄養素をしっかりとり、栄養状態を改善しておくのが前提条件である。

言い換えれば、DHAの状態を知ることは、総合的な改善の指標となるということになる。チェックポイントは以下の通りである。

⑩人間関係・コミュニケーション〈チェックポイント〉

□同世代との人間関係が苦手
□大勢の飲み会や井戸端会議が苦手
□疎外感などを感じる

□いじめにあっている
□友だちがいない、あるいは特定の少数の友だちしかいない
□口論になることが多い
□「自分のことをわかってもらえない」と感じることが多い

⑪ 学習〈チェックポイント〉

□テストの点数が平均点以下の科目が多い
□漢字が苦手
□算数の計算でケアレスミスが多い
□文章題が苦手
□黒板の内容をノートに写せない
□図画工作は独創的で得意
□音楽は得意

⑫ 言語〈チェックポイント〉

□年齢に応じた会話ができない

□その場に応じた会話ができない
□伝えたいことが言葉にならない
□チャットやメールは比較的ラクにできる
□質問に対して的外れな答えをする

「人間関係・コミュニケーション」は、成長とともに明確になってくる分野だ。

例えば、友だちと会話で対応しなければならないときに、相手の意見と違ってしまいトラブルになる、あるいは大人数での会話が苦手で孤独感や疎外感を持つようになる。それが特異な印象を与えてしまうと、学校ではいじめの原因になっていくこともあり、このようなことがきっかけで不登校になることもある。

本人がそういう疎外感や違和感を持ちはじめるのは、たいてい小学校高学年くらいなのだが、やや鈍感なお子さんは、中学に入ってからも自覚がないこともある。

こういうお子さんは、立候補をして学級委員などをしていることも多い。なぜかというと、思春期になると、皆気恥ずかしさを感じて立候補するのをためらうことが多いのに、「ぼくやります！」といえる、ある種の空気の読めなさがあるためだ。だから、お調子者とか目立ちたがり屋だと思われることも多い。

また、自分と同じ波長の特定の友人とは良好な関係を保てたり、いわゆる〝オタク〟といわれることが多いのも特徴である。


次に「学習」についてだが、学習障害（ＬＤ）とひと口にいっても、学校に入ってからの勉強ができないという単純なものではない。学校の勉強ができないことと、能力が低いかどうかは別だと私は思っている。実際、特定の分野では驚くほどの能力を持っているお子さんも多い。電車や動物の名前、アニメのキャラクターの名前を全部覚えてしまうといったお子さんもいる。

学校に入ってから学習の発達に問題があるとわかるのは、漢字がはじまるタイミングであることが多いようだ。漢字のはねやとめ、点などの細かい部分が苦手だったり、マスのなかに漢字を書けなかったりして、子ども自身がだんだんやる気を失っていく。そして共通する特徴として挙げられるのが、筆圧が弱いということである。

算数についても、単純な計算が苦手なタイプや、文章題が苦手なタイプのお子さんがいる。算数や国語が苦手な一方で、図工や音楽が得意という子は多い。なかには独創的な絵を描くこともある。

それ以外には音読が苦手なお子さんもいる。実際、文字は読めているけれども、言葉に出ないのだ。また、黒板に書いてあることは読めるが、ノートに書けない（板書ができない）子もいる。つまり、読んで声に出す、読んで文字を書く、といったマルチタスクが苦手なのである。

私はよく発達障害のお子さんの親御さんに、「もともとCPUがすごく高いのにメモリが極端に少ないので、1つのことしかできないんですよ」とパソコンにたとえて説明することがある。つまり、能力は十分あるのに、それを使いこなせないのだ。1つのことしかできないことで、学校に入ると、学習障害といわれてしまういろいろな原因となってしまうのである。

最後に「言語」についてだが、私が発達障害のお子さんを診ていて感じるのは、いっていることはわかっているけれど発信することができない、つまりインプットはできるがアウトプットが苦手であるということである。

その場にふさわしくないような突拍子もないことをいったりするので、子どもの頃はユニークな子だといわれることも多い。しかしそれは、成長するにつれて人間関係の構築にマイナスになっていく。その場ですぐに答えられず、黙ってしまうといじめの原因になることもある。また、状況の説明などがうまくできないこともある。

それが栄養状態がよくなってくると、急にしゃべり出すようになったり、タイムリーな会話ができるようになったりするのだ。

例えば「○○食べたい」「○○ほしい」など、単純な会話しかできなかったお子さんが、「おなかが痛いから学校を休む」と仮病を使うようになったりする。もちろん仮病自体はよくないのだが、学校を休むための会話をしはじめるということ、これは実は大きな成長なのである。そのほかにも、「ズボンがきついから靴下が履きにくいんだ」といった自分の行為の理由を話せるようにもなる。その場に応じたことをタイムリーにいえるようになるのだ。

□DHA不足タイプの対策

血液脳関門を介してDHAを有効に脳に届けることが、非常に重要になってくる。脳のなかにDHAを入れるには、第3章で述べたように、何より油に気をつけることである。そのためには、できるだけリノール酸などオメガ6系脂肪酸を減らすこと、マーガリンやインスタント食品、スナック菓子などあらゆる加工食品に含まれているトランス脂肪酸の摂取をできるだけ減らすことが大切である。

すでに述べたように、脳は脂質が豊富な臓器であり、特にＤＨＡは血液脳関門を通過できる神経細胞にとって必須の重要な脂肪酸である。複雑な形態を持つ神経細胞には、その形態を維持するためにも細胞膜にＤＨＡを多く含むことが必要なのであるが、細胞膜にＤＨＡが多く含まれることは、その細胞内の酸化ストレスを軽減し、解毒作用を上げることにもなる。

自閉症や発達障害には、農薬などからの環境ホルモンや重金属の影響などが考えられているが、これらの影響を避けるためにも、細胞自体が持つ抗酸化力や解毒能力を高く保つことが重要になる。

細胞内の抗酸化や解毒は、おもにグルタチオンという物質が担っている。グルタチオンは、３つのアミノ酸からなる単純なペプチド構造を持っている。

経口摂取したグルタチオンが肝臓に運ばれ、肝臓での抗酸化や解毒を改善することは知られているが、単純なペプチドがそのまま全身の組織や脳まで届くかは疑問である。とくに脳には血液脳関門があり、アミノ酸やペプチドは厳重にコントロールされている。

ところが細胞膜に含まれるＤＨＡの量が増えると、その細胞内のグルタチオン活性が上昇することがわかっている。食事やサプリメントからＤＨＡを摂取し、血液脳関門を通過させ神経細胞の膜にＤＨＡを十分に届けると、神経細胞内の環境ホルモンや重金属が解毒されるようになるのである。

ＤＨＡ不足タイプは、人間関係・コミュニケーション、学習、言語など、発達障害や自閉症で見られる症状のなかでも一般に改善しにくい分野に関係している。しかしＤＨＡを含めた脂肪酸を適切に補充することによって、この分野での大きな改善が得られる可能性があるのである。

ただ、このとき炎症があると、せっかく摂取したＤＨＡなどの大切な脂肪酸が、炎症の処理に消費されてしまう。そのためにも炎症のコントロールは、極めて重要になる。

通常の血液検査では問題ないといわれる状態であっても、微小な炎症が慢性的に継続していることが知られるようになった。その微小な慢性炎症の発生源は歯周病や上咽頭の持続感染、さらには腸管粘膜で起こることが多い。つまり、口腔内を含めた消化管をよい状態に保つことが、脳に必要なＤＨＡを効率よく届かせることになる。

□ＤＨＡ不足に必要な栄養素

ＤＨＡ、亜鉛、（腸管アプローチとして）グルタミン、グリシン、ビタミンＤ、プロバイオティクス、プレバイオティクス

「特性別栄養チャート」で見る発達障害の改善事例

このチャートを使うと、栄養不足による症状とその改善具合がよくわかる。どのように臨床に応用したのか、ここでは特徴的な2人の事例を紹介しよう。

症例 注意欠如・多動症→ビタミンB群不足

Dさん（24歳・男性）は次ページの「特性別栄養チャート」を見るとわかるように、便通トラブルを含め、睡眠障害、衝動性、不安・ネガティブ志向など、重いビタミンB群不足トラブルに当てはまる多くの症状があった。そのため、常勤の仕事をするのは不可能だった。症状の多くは夕方になるとひどくなるため、午前中だけアルバイトをするような日々を送っていたのだ。

ビタミンB群とともに、腸管アプローチをおこない、ストレスマネジメントを指導したところ、一日で違いがわかるような改善が見られた。

Dさんの場合は、チャートで高い点数になっていた「人間関係・コミュニケーション」「不注意」の分野では、残念ながらあまり改善は見られなかったが、その他の分野では著しく改善し、日常生活がとても楽になったといっている。

糖質制限食とビタミンB群を中心としたサプリメントによる栄養補給をしっかりおこな

図表10 ／ Dさんの「特性別栄養チャート」

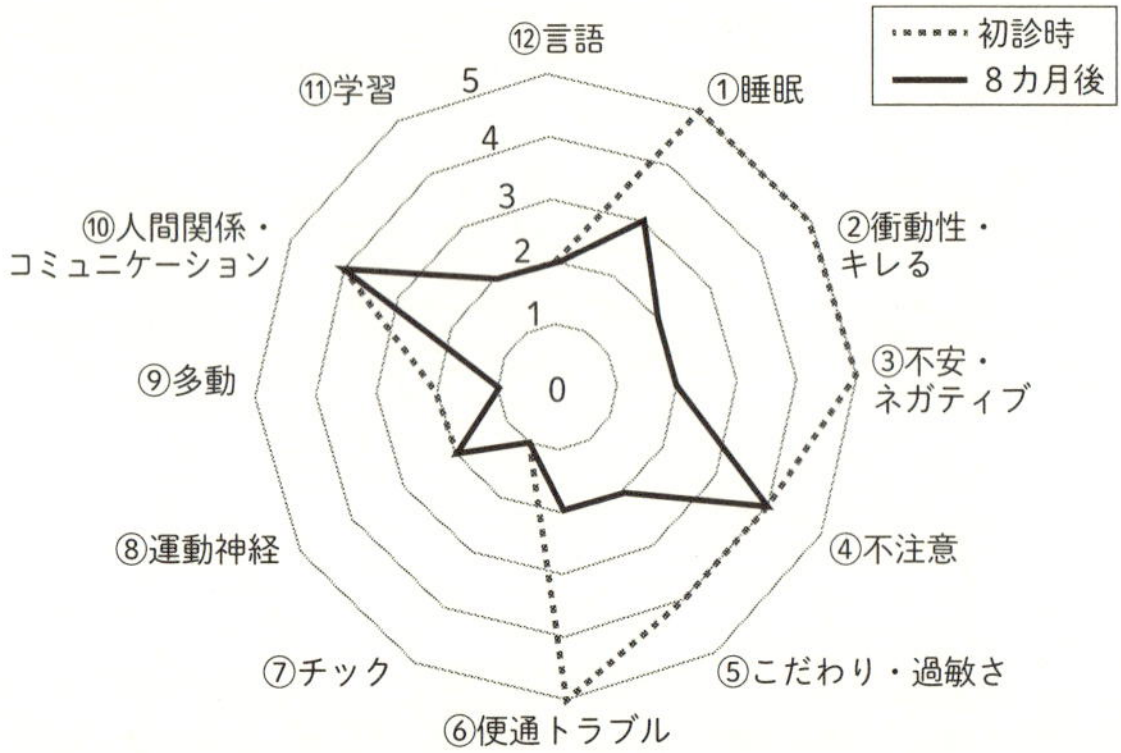

注意欠如・多動症と診断されており、午前中しか働けない状態。ビタミンB群不足に当てはまる症状が多く見られる。8カ月後には低血糖症も改善し、高い集中力を保ちながら、終日仕事ができるようになった。

うことによって、午後から起こる低血糖症状がなくなった。そのため急な眠気や衝動性が改善し、午後も安定して働けるようになった。その後精密機械の工場に就職し、とても高い集中力が必要な作業を、午前も午後も継続している。

チャートで見られる不注意とは日常生活における不注意であり、発達障害では不注意の裏には1つのことへの過集中があることはすでに述べたが、緻密な作業を長時間必要とする仕事は向いているのかもしれない。

症例 学習障害と注意欠如・多動症の混合型
→衝動性・キレる、言語、学習、運動神経、便通トラブル

初診時のE君（8歳・男性）のチャートは、

図表11 ／ E君の「特性別栄養チャート」

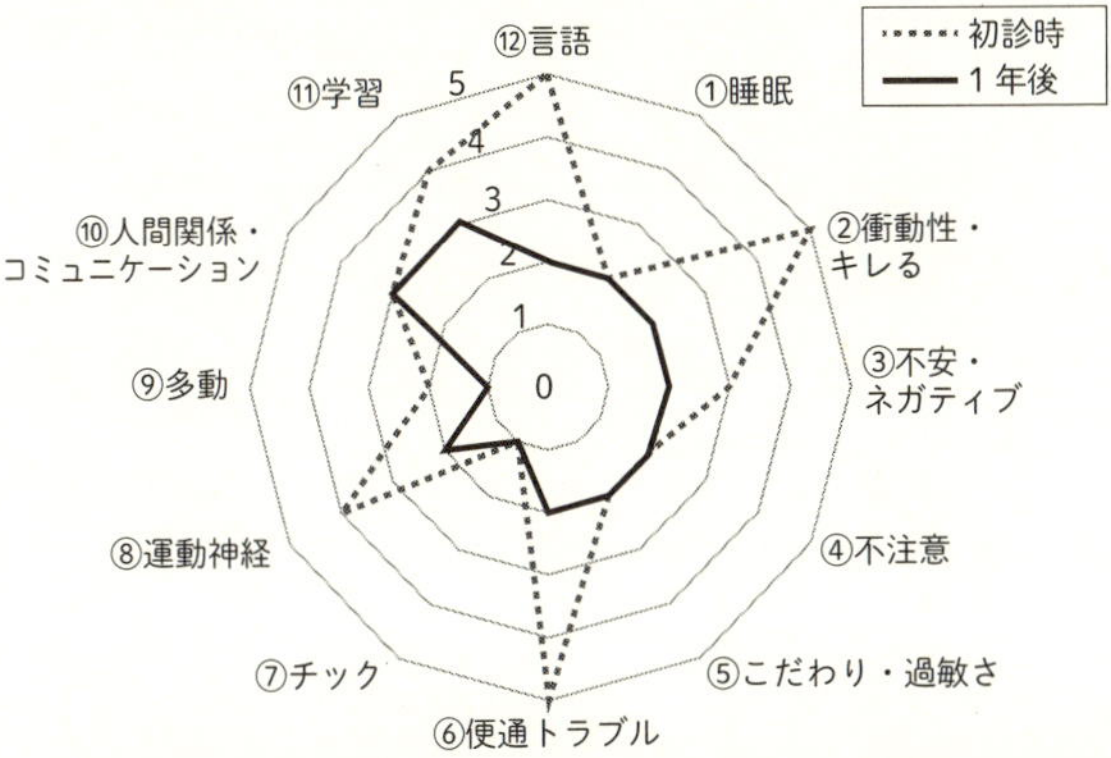

特別支援学級に通い、学習障害と注意欠如・多動症の混合型と診断されていた８歳の男の子。根底には便通トラブルがあり、加えて栄養素の補充をおこなった。現在は症状も安定し、普通級に通っている。

まるで蝶々《ちょうちょう》のような形だった。「衝動性・キレる」「言語」「学習」「運動神経」「便通トラブル」が突出して高く、非常に偏ったチャートであることがわかる。

E君は私のクリニックに来る前に、すでに学習障害と注意欠如・多動症の混合型だと診断されていた。注意欠如・多動症の治療薬として知られるコンサータの処方をすすめられていたが、実際はまだ服用しておらず、私のクリニックを受診したのだ。

E君のような成長期の子どもの場合は、とくに腸のトラブルが脳の機能に影響する。便通改善のための腸管アプローチとともに、食事指導やサプリメントによる鉄、ビタミンB群の基本的な補充をおこなった。

すると1年後には、言葉や学習面で改善が

見られ、小学3年生の進級時には、特別支援学級から普通級への編入が可能となった。現在も非常に安定した状態を維持している。

第5章
発達障害がよくなる食事と生活習慣

最新栄養医学に基づく
実践アドバイス

発達障害の改善に役立つ5つのポイント

ひと口に発達障害といってもさまざまな特性があることは、これまで述べてきた通りだ。だが、どの特性にも必ず共通しておこなってほしい食事や生活習慣がある。いわば、発達障害改善の土台となるものだ。

この章では、そのポイントを次の5つに分けて解説していく。

①糖質コントロールで血糖値を安定させる
②小麦、乳製品を避ける
③腸内環境を整える
④脳にいい油をとる
⑤運動と休息を取り入れる

ではこれから、それぞれのポイントについて説明していこう。

「ポイント①…糖質コントロールで血糖値を安定させる」

発達障害改善の「糖質制限」にはコツがある

発達障害と低血糖症のかかわりは、すでに何度もお話ししてきた。

発達障害の改善には、糖質コントロールが大切なのは間違いない。だが、ここで注意してほしいのは、発達障害の改善を目指す場合、いわゆるダイエットや糖尿病の場合の糖質制限とは異なるということである。

繰り返しになるが、発達障害の方にとっては、単に糖質制限をするのではなく、血糖値を安定させること、つまり食事をしても血糖値がゆるやかに上がり、ゆるやかに下がるようにすることが大事なのである。

だからむやみに糖質制限をするのではなく、血糖を安定させることを目的とするのだ。そのために、糖質を適度にとることが必要な人もいるということを知っておいてほしい。

例えば血糖値を安定させるために、1日3食にこだわらず、1日5食など少量の食事をこまめにとったり、補食をとったりすることでうまくいくこともある。

そのような糖質のとり方の工夫が、1人ひとり必要なのである。

人間には糖新生《とうしんせい》といって、血糖値を維持するために肝臓でブドウ糖をつくり出すシステムが備わっている。しかし、とくに発達障害の人たちは、この糖新生がうまく機能しないことが多い。

発達障害の人の血液検査をすると、ビタミンB群の不足がとても多い。ビタミンB群は糖の代謝に関与しているため、当然、糖新生にも影響してくる。

糖新生がうまくいかないと低血糖に陥りやすい。なぜなら血糖が下がっているときに、肝臓から適切な量の糖が供給されにくいからである。

これは健康な人でも共通していることなのだが、私たちは、早朝と夕方（16時頃）に低血糖になりやすい。そのため、糖新生がうまくいかない発達障害の人たちにとって、この時間帯は非常にリスクが高い時間になるのだ。だから朝なかなか起きられなかったり、夕方になるとだるさや眠気が出たり、イライラしたりするのである。

また、このような人たちは、早朝や夕方だけでなく夜間にも低血糖になりやすい。夜間低血糖になると、どんなにしっかり睡眠時間をとったつもりでも、体の疲れがとれず、朝からだるいといったことが起こる。中途覚醒が起こったり睡眠の質が落ちたりすれば、翌日のパフォーマンスも確実に落ちる。

このようなことを避けるためには、夕方の低血糖を防ぐこと、そして夜間の低血糖を防ぐことが重要である。

例えば、応急処置的にアメをゆっくり口のなかで溶かすということも、血糖を維持してくれる1つの方法だ。チョコレートをひとかけらゆっくり口のなかで溶かすのも、症状が出てしまったときなどにはいいだろう。あくまで少量の糖質をゆっくりとることがポイントだ。反対に、ジュースなどの甘い飲み物は、急激に血糖値を上げてしまうので避けてほしい。

また、何も食べずに夜寝てしまうと空腹で目が覚めてしまう人もいる。夜間低血糖を防ぐために、寝る前に少量のナッツやゆで卵など、血糖値が上がりにくい食材を補食とするのもいいだろう。もちろんこのとき、急激に血糖値を上げてしまうおにぎりやパンなどを食べるのは禁物である。

また、砂糖を含むものはよくないだろうと思って、人工甘味料の入ったゼロカロリーの飲み物やチョコレートなどを食べて紛らわそうとする人がいるが、これは逆効果である。甘さを感じるにもかかわらず、実際に血糖値が上がらないので満足感が得られない。そのため過食してしまったり、最近では人工甘味料による腸内環境の悪化がさらなる血糖コントロールのトラブルの原因になることが指摘されるようになった。

せっかく甘いものを食べるのであれば、脂質もカロリーも含んでいる濃厚なアイスクリームやチョコレートを少量、ゆっくりと味わうほうが、気持ちも脳も満足するのだ。

糖質制限に欠かせないビタミンB群

糖質制限をおこなうには、ビタミンB群が十分に満たされていることが条件となる。逆にいえば、ビタミンB群が十分満たされるまでは、糖質制限をおこなうのは待ってほしい。

先述したように、ビタミンB群は糖の代謝に欠かせない。糖質の代謝にはビタミンB_1が必要である。つまりビタミンB_1がなければ、いくら糖質をとってもそれをエネルギーに変えることができないということだ。同様に、脂質代謝にはビタミンB_2、たんぱく質の代謝にはビタミンB_6が欠かせない。

エネルギー産生栄養素（三大栄養素）といわれる糖質、脂質、たんぱく質も、こうした代謝ビタミンがなければ、エネルギーとして利用できないのである。

またビタミンB群には、人間のエネルギーをつくり出すTCA回路（クエン酸回路）を回す重要な役割がある。さらに神経伝達物質の合成にも、ビタミンB群のナイアシン、葉酸、ビタミンB_6、B_{12}などが必要になる。

健康な人であっても潜在的にビタミンB群不足の人はとても多い。というよりは、現代人はほとんどがビタミンB群不足だといってもいいほどだ。

なぜなら、その消費量が半端ではないからである。ビタミンB群は糖質の摂取はもちろん、アルコールの摂取によっても消費されてしまうし、薬の服用、集中力を要する作業やストレスなどでも消費されてしまう。

それに輪をかけて、発達障害の人たちは、このビタミンB群が圧倒的に不足しているのだ。第2章で述べたように、ビタミンB群は腸内細菌によって合成されるものもあるが、発達障害の人たちは腸内環境が悪い人も多いため、ビタミンB群の生産量はさらに激減してしまう。

安易に糖質制限をおこなう前に、このベースであるビタミンB群を満たしておかなければ、かえって心身ともに不調を増大させてしまうだけなのである。

糖質を減らした分、たんぱく質と脂質を増やす

そうはいっても人間にとって、糖質は貴重なエネルギー源である。だから糖質を減らす分、代替エネルギー源を入れなければならない。代替エネルギーとは、たんぱく質や脂肪を増やすということである。

糖質制限といっても、ダイエットや糖尿病の治療が目的のものとは異なる。たんぱく質や脂質をとって、しっかりとカロリーを維持することがとても重要になってくるのだ。

先ほど発達障害のお子さんについて、「もともとCPUが高いのにメモリが極端に少ない」と表現したが、大人も含めて発達障害がある方は、とくに脳が高回転型なのだ。だからカロリーを十分に入れてあげないと、うまく働かないのである。車でたとえるならスポーツカーのようなもので、ガソリンをたっぷり入れておく必要があるのである。

具体的な食材として、たんぱく質をとるために、肉・魚・卵を意識的に増やしてほしい。脂質については後ほど述べるが、良質な油や魚などからとってほしい。

ただ、毎日のことなので、続けることが何より大切だ。あまり食事内容を難しく考えると続かなくなるので、「肉・魚・卵をたくさん食べる」くらいの意識でいれば十分である。

たんぱく質はすべての食事の基本である。神経伝達物質を合成するおおもとになるのもたんぱく質だ。一方でたんぱく質はアレルギーの原因にもなるが、だからといってたんぱく質を食事から除外することはできない。脳も体も急激に成長する子どもはもちろん、大人も絶対必須の栄養素である。

ちなみに成長期のお子さんの場合は、体重1kgにつき、成人の1.5~2倍のたんぱく質が必要となる。脂質や糖質からのカロリーが十分でないと、成長に必要な量はエネルギーとして消費されてしまう。発達障害のお子さんならなおさらだ。

先に述べたように、脳を構成する栄養素は脂質とたんぱく質がほとんどを占め、その配分は乾燥重量で脂質50%、たんぱく質40%といわれている。成長期ならなおさら、この比率に達するようなたんぱく質を確保しなければならない。

アレルギーの原因とならない、たんぱく質の食べ方のポイントを挙げておこう。

・同じ種類のたんぱく質を連続してとらない（鶏肉、豚肉、牛肉、あるいは魚の種類などもローテーションで食べる）
・好物をつくらない（そればかり食べる、というのがアレルギーの原因となる）
・たんぱく質を含む食品であっても、糖質が多く含まれているものは避ける
・卵は一度に2、3個食べるのはよいが、毎日とり続けない（量よりも連続性に注意）

これ以外にも、毎日の食卓や冷蔵庫の中身をチェックして、たんぱく質摂取に偏りがないか、連続して食べているものはないかなど洗い出してみるといいだろう。

究極の糖質制限「ケトジェニックダイエット」

最近、発達障害の食事療法の1つとして、究極の糖質制限である「ケトジェニックダイエット」も効果があることがわかってきた。

人間の体は「糖」と「脂質」をエネルギー源として使い分けている。ところが現代人は、普段から糖質の摂取が多いため、エネルギー源が糖質に依存してしまっている。糖質は、基本的にはブドウ糖として体内に吸収され、エネルギーとして使われる。糖質が過剰に摂取されれば、余った分は脂肪として蓄えられる。

エネルギー源として優先的に使われるのは、このブドウ糖のほうなのだが、それに代わるエネルギー源が、脂肪酸をもとに生成される「ケトン体」だ。

糖質を摂取して体内にブドウ糖が十分にあると、ケトン体がエネルギー源として使われることはない。しかし糖質制限をしてブドウ糖がエネルギー源として不足してくると、脂肪をエネルギー源とするように体の仕組みが変わっていく。つまり、糖質制限食をおこなっているときには、脂質からつくられるケトン体が脳や全身のエネルギー源として利用されているのだ。これをダイエットに利用したのが「ケトジェニックダイエット」というわけである。

ケトジェニックとは、糖質依存の体からケトン体依存の体に変わること。ケトン体をエネルギー源として利用できる体になると、ケトン体が脳にも供給されるようになってくる。

ケトン体の濃度が高く、脳にしっかり供給できていると、神経伝達物質のバランスが整うといわれている。ケトン体依存の体に変わると、とくにＧＡＢＡ（γ-アミノ酪酸）の生成を増やすといわれ、発達障害特有の精神症状の改善につながる可能性があるのだ。

ＧＡＢＡとは抑制系の神経伝達物質である。ケトン体が脳にしっかり供給され、ＧＡＢＡが増えるということは、抑制がきくようになり穏やかになるということだ。つまり不安や興奮、イライラがおさまりやすくなるのである。

さらにケトン体依存の体になると、血糖値の急激な変化がなくなり、極めて安定した状態になるため、その他の症状も改善していく。

ケトン体依存の体に変えるメリットは、あらゆる年代で、そして発達障害であってもなくても十分ある。

ビジネスパーソンなどがケトジェニックダイエットをおこない、ケトン体依存の体に変わるとよくいわれるのは、「悟りの境地を得られた」というくらい、長時間の安定したパフォーマンスができるということである。また、イライラやソワソワがなくなるだけでなく、「人が変わった」「性格が変わった」「人生が変わった」などと表現されることもある。

ただし、注意点もある。低血糖症の人がいきなりケトジェニックダイエットをはじめると、調子が悪くなることがあるのだ。発達障害の方は、脳のエネルギー源を糖質に依存していることが多い、つまり低血糖症の人が圧倒的に多いため、いきなりはじめるのではなく、医師の指導のもとで段階的にはじめたほうがいいだろう。

【ポイント②…小麦、乳製品を避ける】

グルテンフリー・カゼインフリーを取り入れる

グルテンフリー・カゼインフリーについては第2章でも説明したが、発達障害の食事法として、糖質コントロールと並んで重要なポイントなので、繰り返し述べておきたい。ここでは具体的に、避けるべき食べ物を紹介しておく。

［小麦、小麦が入っている食品全般］

・小麦や「麦」とつくものは避ける（大麦、ライ麦、もち麦、押し麦、麦茶など）
・パスタ、うどん、ラーメン、そうめん、そば（10割でないもの）などの麺類
・パン、ピザ、マカロニ、お好み焼き、中華まん、ギョウザの皮、シリアル、麩《ふ》など
・フライや天ぷらなどの衣
・ケーキ、クッキー、ドーナツ、マフィン、パンケーキなどの菓子類
・しょうゆ、カレーのルーなどの調味料
・ビール、麦焼酎などのアルコール類

［乳製品全般］
・牛乳
・ヨーグルト
・チーズ

ただし、バターは現実的にほとんどカゼインの影響がないと見られているのでＯＫ。バターが好きなお子さんなら、例えばバターを海苔《のり》で巻いておやつなどにすると、低血糖予防にもおすすめである。

バターも気になるという人は、カゼインが一切含まれていない「ギー」をおすすめする。最近ではスーパーでも売られているが、家庭でつくることもできる。

つくり方は簡単だ。材料は無塩バターのみ。無塩バターを鍋に入れ、弱火でじっくり煮詰める。すると表面に泡が浮いてくる。焦げないように火加減を調整しながら温めると、アクのようなものが浮いてくるが、しばらくすると、黄金色のサラサラした液体になる。火を止めて、キッチンペーパーを敷いたザルで漉《こ》す。今流行のバターコーヒーにして飲んだり、料理に使うのもおすすめだ。

このように挙げていくと、「食べるものがなくなってしまう」と思う人もいるだろう。だが逆にいえば、それだけ普段の食事からグルテンとカゼインを摂取していたということになる。大好物のなかにこそ、心身の不調の原因が隠れていることは多い。そういう人こそ、グルテンフリー・カゼインフリーをおこなう価値がある。

グルテンフリー・カゼインフリーをおこなう期間は、まずは「2週間」。完全除去を2週間続けてみると、何らかの体調の変化に気づくはずである。

よく聞く心身の変化としては、「便秘や下痢がよくなった」「頭痛や肩こりが治った」「肌がきれいになった」「集中力が出てきた」「アトピーが改善した」「鼻炎や花粉症が軽減した」「疲れにくくなった」「頭がすっきりした」「朝の目覚めがいい」「ぐっすり眠れるようになった」などである。

グルテンフリー・カゼインフリーもケトジェニックと同様、子どもから大人まで、発達障害のある人もない人も、心身の健康のために、すべての人におすすめしたい食事法だ。

「大好物」こそ注意が必要

グルテンフリー・カゼインフリーをおこなう流れのなかで気をつけてほしいのは、アレルギーをつくらないということである。

先ほどたんぱく質摂取のところで、「同じものを連続して食べない」ということをお伝えしたが、アレルギーをつくらないためには、これがポイントとなる。

私はよく患者さんに、「冷蔵庫にいつもあるものには、注意しましょう」とお話ししている。冷蔵庫にいつも入っているものがいくつかあったとしたら、もしかしたら自分でも気づかないうちにそのアレルギーになっている可能性が高い。ここでいうアレルギーとは、第2章でお話ししたIgGアレルギーのほうだ。

IgGアレルギーは、食べてすぐ反応が出るわけではない遅延型のアレルギー。だから、ほとんど自覚症状がないのである。

IgGアレルギーとなる食材は、「よく食べるもの」であることが多い。量よりも頻度なのだ。つまり、本人が大好物なもの、いつも冷蔵庫に入っているものであることが多い、というわけである。

冷蔵庫によくあるものの代表といえば、卵、大豆のほか、牛乳、ヨーグルト、チーズなどの乳製品などではないだろうか。これらが隠れたアレルギーになっている可能性はかなり高いだろう。

また冷蔵庫には入っていないかもしれないが、パンなどの小麦製品を毎日食べている人も多いだろう。「小麦」と「乳製品」、つまりグルテンとカゼインを含むものは、アレルギーーの抗原になりやすい。

これに対して、よく食べてもアレルギーになりにくい食材もある。その代表が肉と魚だ。私も今までの経験上、肉と魚に遅延型のIgGアレルギーがあったという経験は非常に少ない。それだけ、毎日同じ種類のものを食べ続けることがない食材なのだろう。

例えば肉を1週間続けて食べることはあるかもしれないが、たとえ頻繁《ひんぱん》に食べても、牛肉・豚肉・鶏肉など、種類が豊富なので、同じものを食べ続けることは少ない。魚にしてもしかりだ。「豚肉を毎日欠かさず食べている」「鮭は毎朝必ず食べている」という人は少ないだろう。だから抗原になりにくいのだ。

アレルギーとなる食材は、腸を荒らす原因になる。おなかの調子が悪いと感じている人は、いつも食べている食材を1つ選び、まずは2週間ほど徹底的に抜いてみて、体調を見てみるといいだろう。それで問題がなければ、今度はよく食べている別の食材を1つ選び、また2週間抜いてみる。これを繰り返していき、抜くことで体調がよくなった食材があれば、それがアレルギーの原因である可能性がある。

「ポイント③…腸内環境を整える」

腸の善玉菌を増やす2つの方法

「腸内環境をよくしましょう」というと、多くの人は腸内細菌のことを思い浮かべるのではないだろうか。「腸内細菌のうち、善玉菌を増やして悪玉菌を減らす」ことで、腸内環境をよくするのだ。その方法は2つある。

1つは、善玉菌を外から取り入れて善玉菌を増やす方法である。乳酸菌やビフィズス菌などを取り入れる方法がそうである。こちらは、食生活で実践している人も多いだろう。

もう1つは、もともと存在している善玉菌を、菌を入れないで増やす方法である。これをプレバイオティクスという。

プレバイオティクスでよく知られているのが、食物繊維とラクトフェリンだ。

食物繊維は善玉菌のエサとなるので、食物繊維をとることが善玉菌を増やすことにつながる。ただ、食物繊維を十分にとるためには、野菜を山盛り食べなければならないだろう。残念ながら、現代人の食生活では、非常に難しい。それを補うためには、サプリメントとして摂取することも必要だろう。

食物繊維は栄養素にはならないが、人間の体をつくる五大栄養素に次ぐ、6番目の栄養素といわれている。その役割は重要で、善玉菌のエサになるだけでなく、食事に取り入れることで血糖値の上昇を抑える役割もある。だから食事をするときは、糖質を食べる前に食物繊維が含まれた野菜を先に食べることがすすめられているのだ。

一方のラクトフェリンは乳たんぱくの一種だ。「ラクト」は乳、「フェリン」は鉄だから、「乳に含まれる鉄を結合するたんぱく」を意味している。

ラクトフェリンは体内に存在しているたんぱく質で、母乳、涙液、唾液、粘液などの分泌液や血液中にも存在している。乳たんぱくのうち、8割がカゼイン、残りの2割がホエイになるが、ラクトフェリンが含まれているのは、ホエイのほうである。

ラクトフェリンは残念ながら食事から摂取することはほぼ不可能に近い。そのため、サプリメントでとるのがベストだ。しっかり精製されているメーカーのサプリメントであれば、カゼインは含まれていないはずだ。

ラクトフェリンには、悪玉菌を減らし、もともとある善玉菌の増殖を助ける作用がある。鉄を強く結合する性質を持つラクトフェリンは、悪玉菌が増えたときに大活躍する。腸内で悪玉菌が増えると、かなりの量の鉄が必要になる。そのとき、ラクトフェリンは悪玉菌に鉄を渡さないように働くのだ。

ラクトフェリンは鉄と結合する力が強く、鉄を必要とする悪玉菌には渡さず、鉄をキープしつつ、さらに悪玉菌からその鉄を奪うように働く。

「善玉菌を増やして悪玉菌を減らす」方法を2つ紹介したが、2つともおこなうことで、腸内環境はかなりよくなるはずだ。

2つの方法のうち、私たちがやりやすいのは、1つ目の乳酸菌やビフィズス菌を外から取り入れる方法だろう。しかし、これは簡単なようで難しい。乳酸菌やビフィズス菌は多種類にわたっているため、例えばある人に効果のある乳酸菌が、ほかの人にも同様の効果があるというわけではないからだ。そのため、自分に合うものを探す必要がある。もちろん、ヨーグルトはカゼインを含んでいるからNGだ。

乳酸菌やビフィズス菌、ラクトフェリンはサプリメントでとることもおすすめだが、最近見直されてきているのが「漬物」である。野沢菜や高菜などは、日本人の体に合う乳酸菌もとれて、食物繊維も同時にとれる。野沢菜をはじめ漬物を多く摂取することで知られる長野県民は、良好な便通の人が多いと聞く。長野県が長寿県といわれるのは、減塩運動だけでなく漬物による腸内環境の改善も関係しているのかもしれない。

ビタミンDで腸の粘膜を強化する

腸内環境をよくするためには、腸の粘膜を丈夫にしておかなければならない。

いくら腸内環境がよくなっても、腸の粘膜を強化しなければ根本的な改善にはならない。腸をホースと考えると、善玉菌と悪玉菌のバランスがとれてホース内の環境がよくなっても、ホースそのものを丈夫にしなければ、とてもその環境を維持できないということだ。

腸の粘膜を丈夫にするために効果的な栄養素が、ビタミンDである。ビタミンDには、小腸の粘膜を正常に保ち、免疫の過剰反応を抑える作用がある。

小腸の粘膜は、細かいひだ状になっている。このひだの状態を保つ作用をしているのがビタミンDだ。腸の細胞間の結合を強くする結着剤の役目をしているタイトジャンクションを強くするのにも、ビタミンDは不可欠だ。

だからビタミンDが不足すると腸の結合が弱くなり、先述した腸の粘膜のザルの目が粗くなった状態、「リーキーガット症候群」を引き起こすことがある。すると、いろいろな有害な成分が腸の粘膜を通って体内に侵入してくる。アレルギーを起こす原因の1つにもなってくるというわけだ。

発達障害、とくに自閉症のお子さんは、便の様子がよくても、腸の粘膜が弱いことが非常に多い。自閉症のお子さんはビタミンDの血中濃度が低いという報告もあり、自閉症児がビタミンDを経口摂取したところ、行動異常が改善されたという報告もある。

ビタミンDはコレステロールを原料として、紫外線を浴びることによって皮膚でつくられる。昨今の美白ブームや「紫外線は肌に悪い」などの情報から、日焼け止めクリームをしっかり塗って肌を紫外線からガードしている人も多いだろうが、あまり完全にシャットアウトしてしまうのも考えものである。日本人は、圧倒的にビタミンD不足だからだ。

ビタミンDを生成するのは紫外線のうちUVBで、これは洋服や窓ガラスを通過できない。だから、ビタミンDをつくるには、直射日光を浴びる必要がある。

情報によっては、1日に15分以上、直射日光を浴びるだけでビタミンDはつくられるとされているものもある。ところがそれだけでは、最適な状態というところから考えると、とても足りない。

ここで、ビタミンDの最適な状態を考えてみよう。赤道直下においてほぼ全裸の状態で、昔ながらの狩猟採集によって暮らしている人たちのビタミンDの血中濃度は、平均でおよそ50ng／mℓだったという。

検査会社によっても異なるが、一般的な日本人の基準範囲は、5～40ng／mℓであり、これに当てはめると赤道直下の人たちは異常値になってしまう。しかし逆に考えれば、ほとんどすべての日本人はビタミンDが不足しているともいえる。私たち黄色人種は、この緯度で基本的にはできるだけ肌を露出して紫外線にあたることで、ようやく達成できるのかもしれない。

つまり、ビタミンDは皮膚でつくられるだけではとても足りないため、積極的に食材やサプリメントから摂取することが必要な、代表的な栄養素であるといえる。

ビタミンDは魚の内臓にも多く含まれているため、サンマやイワシの内臓まで食べることや、ししゃも、しらす、煮干しなど丸ごと食べられる小魚をたくさん食べることもおすすめだ。

サプリメントで補う場合には、血液中の濃度を測定しながら摂取量を調節することをおすすめする。ビタミンDの血中濃度は、季節によって大きく変動することが知られている。例えば4～9月などの紫外線が比較的多い時期には、血中濃度が上がりすぎる可能性もあるのだ。

［ポイント④…脳にいい油をとる］

ココナッツオイルがおすすめな理由

油については第3章でも話したが、糖質をコントロールするためにも、ぜひうまく取り入れてほしい。

糖質に代わり、カロリー源としてとっておきたいのが脂質である。糖質制限をすることによって体調不良になる人がいるが、その多くはカロリー不足が原因のことが多い。脂質は、人にとってとても重要なエネルギー源であり、カロリーの多くが糖質に偏っていた食生活を改善させるためのポイントは脂質の利用にある。

ただ、糖質に偏っていた食生活を続けていた人ほど、脂っこいものを食べるとおなかがもたれるなどの症状を感じ、油を避けることになる。

脂質を効果的に吸収させるためには胆汁酸が十分に分泌される必要があるが、胆汁酸の材料は体内でつくられたコレステロールである。つまり脂質を負担なく吸収させるためには、体で脂質の一種であるコレステロールが十分に合成できなければならない。そのため私のクリニックでは、脂肪分解酵素を含んだ消化酵素を食事のときに飲みながら、脂質を含んだ食事をとるよう指導することもある。

このような場合でも、比較的負担が少なく摂取できるのが、ココナッツオイルやMCTオイルだ。どちらも中鎖脂肪酸である。中鎖脂肪酸は肝臓ですばやく代謝され、短時間でケトン体に変換されるため、効率的にエネルギーの補給ができる。ココナッツオイルには60％程度の中鎖脂肪酸が含まれ、MCTオイルは100％中鎖脂肪酸で構成されている。

この中鎖脂肪酸を上手に利用すると、先述したケトン体を利用できるようになり、血糖値の変動があっても影響を受けにくくなり、急に症状が起こらなくなる。

糖質制限をして、糖質の摂取が少なくなれば、それだけ体内で生成されるケトン体は増えていく。ただ、現実的に糖質をまったくとらない食生活は難しい。そうしたときに、中鎖脂肪酸を一緒に利用するのだ。

また、糖質をある程度摂取していても、中鎖脂肪酸を摂取すると、ケトン体はつくられる。

中鎖脂肪酸は大きく分けて、カプリル酸とラウリン酸に分けられる。

カプリル酸は、天然では母乳やココナッツオイルに含まれるが、抗菌作用があり、カンジダ菌に有効に作用する。カンジダ菌は常在菌だが腸内にいることが多く、増加すると腸内環境を悪化させる。そして発達障害の方、とくに自閉症の方の腸にはカンジダ菌が存在することが多いので、中鎖脂肪酸をとることは、カンジダ菌を抑えて腸を整える意味でも有効なのだ。

また、中鎖脂肪酸をとりケトン体がつくられると、脳の神経細胞のケトン体レセプター（受容体）にくっついて、過剰なグルタミン酸の分泌を抑制してくれる。グルタミン酸は過剰に分泌されると、興奮状態を起こす。この分泌を抑制するということは、発達障害の方に見られるような興奮症状やイライラ、多動傾向を抑える作用があるということだ。

ココナッツオイルもMCTオイルも市販されているから、食生活に取り入れやすいだろう。コーヒーなどに入れてもいいし、料理に使ってもいいが、ココナッツオイルの匂いが苦手な人は、無臭のMCTオイルがおすすめだ。ただ、おなかが弱い人は下痢をしてしまうことがあるので、1回の量を調節しながらとるようにしてほしい。

またお子さんの場合、ココナッツバターが取り入れやすくておすすめだ。ココナッツバターはココナッツの果肉そのものからつくられるので、ココナッツオイルよりも食物繊維が豊富に含まれているというメリットもある。だから腸内環境を整えてくれるのはもちろん、腹持ちもいい。

ココナッツオイルもココナッツバターも、低温では固まった状態になっている。温かい飲み物などに入れるとすぐに溶けるが、とくにココナッツバターは分離したまま固まっていることがあるので、一度瓶ごと湯煎して全体を混ぜておくとよい。そのままスプーンですくって食べたり、溶かしたものにナッツを砕いて入れ冷やし固め、おやつ代わりに食べるのもいいだろう。

EPA、DHAを上手に使い分ける

第3章でも触れたように、脳と腸にいいのが抗炎症作用のあるオメガ3系の油である。年齢を問わずどんな人にもオメガ3系の油は大切なのだが、発達障害がある人には、どんなに強調しても強調しすぎることはないほど大切なものだ。

まず大切なことは、オメガ3系の油とオメガ6系の油の比率である。普段の食生活では摂取することの少ないオメガ3系の油を積極的にとるようにしてほしい。そしてできるだけオメガ6系の油を減らすことだ。サラダオイルを使わない、マーガリンを使わないということだけでも、大きな一歩である。

オメガ3系の油のなかにはDHAとEPAがあるが、本書でとくにお伝えしたいのが、DHAの摂取の重要性だ。

DHAはとにかく、脳の機能を上げてくれる。そして発達障害、とくに自閉症の方の原因の1つといわれている、重金属をデトックスするためにも重要な役割を果たしている。

繰り返しになるが、DHAとEPAはセットで語られがちなものの、脳に特化してDHAの作用を有効に使いたい場合は、EPAが邪魔をすることがある。だからEPAをできるだけ減らして、DHAを単体でとるようにしてほしい。

もちろんEPAには抗炎症作用があるので、とること自体は悪いことではない。あくまでも「脳の機能を上げる」という目的においては、ＤＨＡのほうを意識するという意味である。

ただこれは食材では難しいので、サプリメントで効率的にとるべきだろう。ＤＨＡとＥＰＡがセットになっているサプリメントは多いが、購入する際はできるだけＤＨＡ単体、またはＤＨＡを多く含んでいるものを選ぼう。

知能とかかわりが深いＤＨＡ

ＤＨＡには学習機能の向上作用が認められているが、実際、ＤＨＡの摂取量による、知能指数に差が出た実験結果がある。

２００３年にノルウェーでおこなわれた研究では、５９０人の妊婦さんを、ＤＨＡを多く含むタラ肝油を毎日10㎖摂取するグループと、コーン油を毎日10㎖摂取するグループに分け、出産時の臍帯血や産後の母乳のＤＨＡ含有量などを比較し、４歳時の知能について調べている。

その結果、タラ肝油を多く摂取したグループでは、母乳中のＤＨＡ含有量がとても多く、４歳時の認知処理や非言語的な能力などで差が生じていることがわかった。この研究では、両方のグループで脂溶性ビタミンの摂取量には差が生じないように調整しており、妊娠中のＤＨＡ摂取の効果であると評価することができる。

ちなみに私がカナダに行ったときに、スーパーマーケットで赤ちゃん用の粉ミルクを見たところ、オメガ３系の成分の含有量が多いものも売られていた（日本の粉ミルクの場合、厚生労働省によって成分組成が決められている）。海外では、赤ちゃんの知能とオメガ３系との関係がよく知られているのかもしれない。

また、アルツハイマー型認知症で亡くなった人（平均年齢80歳）と、ほかの疾患で亡くなった人（平均年齢79歳）の、脳のリン脂質中のＤＨＡを比較したデータもある。とくに記憶に関与している海馬《かいば》において、アルツハイマー型認知症で亡くなった人ではＤＨＡが２分の１以下に減少していたことがわかっている。

アルツハイマー型認知症だけではなく、脳血管性認知症にもＤＨＡは非常に有効だ。脳血管性認知症13名、アルツハイマー型認知症５名に１日あたりＤＨＡを６カ月間、７００～１４００mg投与したところ、脳血管性認知症10名と、アルツハイマー型認知症では５名全員に「やや改善」以上の効果があり、意思の伝達や意欲・発動性の向上、せん妄、徘徊《はいかい》、うつ状態、歩行障害の改善が見られたという日本の研究報告（１９９５年）もある。

乳児から認知症のお年寄りまで、とにかく脳の機能を維持し向上させるのはＤＨＡであることがわかる。

オメガ3系脂肪酸がいいということは、最近メディアなどでも多くいわれているから、亜麻仁油やエゴマ油を食卓に取り入れている人もいるだろう。もちろん抗炎症という意味では効果的だ。ただし繰り返しになるが、やはり脳の機能においてはDHAを単独でとることをおすすめしたい。

【ポイント⑤…運動と休息を取り入れる】

筋トレで低血糖症を防ぐ

筋肉は低血糖の予防に役立つ。第4章でも触れたが、調子がよくなってきたらぜひ、筋トレによって筋肉の量を増やしていこう。筋トレをして筋肉の量を増やすと、筋肉が効率よく血糖を取り込んでくれるので、結果、血糖値の上昇を抑えてくれる。

ただし、筋トレはたんぱく質の代謝がいい状態になってからおこなうのが重要だ。発達障害の人たちは、総じて糖質過多で、たんぱく質が不足している。筋肉はたんぱく質を原料につくられる。筋トレによってさらにたんぱく質不足に拍車がかかってしまうのは本末転倒だ。だから「調子がよくなってきたら」と強調しているのである。

筋トレといっても、激しい運動をする必要はまったくない。疲れてエネルギーを消費するだけの運動をするよりは、ゆっくり、少しずつでいいから自宅でできるスクワットなどの筋トレをして筋肉をつけていくことを習慣にしてほしい。

またもう1つおすすめしているのが、食事をした直後に歩くこと。「食後すぐ」というのがポイントだ。歩く時間は15～20分程度で十分である。

食事をとると血糖値が上がり、インスリンが分泌されるが、このときに歩くと、インスリンを使わずに筋肉に血糖を取り込むことができる。それがインスリンの節約につながるのだ。だから食直後、血糖値が上がっている状態のときに歩くと、ゆっくり血糖値が下がっていく。その結果、数時間後の血糖値の下がりすぎを防ぐことができるのだ。

歩き方は、なるべく大きく手を振って、ももを上げるようにしよう。歩く速度は早歩き程度で、息がきれるほど体を動かす必要はない。

筋トレ、食後早歩きは、食事以外にできる効果的で簡単な血糖値のコントロール法なのである。

40分作業したら休憩を入れる習慣を

発達障害の人は、根を詰めすぎてしまう傾向がある。お子さんだけでなく大人の発達障害の場合でも、とても集中力があることが多いため、一度過集中になってしまうとやめられず、まわりの声が耳に入らず、そのほかのやるべきことを忘れてしまったり、ほかのことに注意がいかなくなってしまったりする。

勉強や仕事などの作業を一度はじめてしまうと、休むことを忘れてしまいがちだが、時間を区切って、意識的に休むようにしてほしい。

おすすめの方法は、60分単位で区切ること。私はよく患者さんに「1つのことを40分以上やらないでください」とお伝えしている。

そうはいっても、自分から作業を止めることは難しいので、キッチンタイマーを使って、40分設定をして、タイマーが鳴ったら作業を止める。そして必ず20分は休むことだ。とくにお子さんには「しっかり休むこと」を、親御さんは厳守させてほしい。

休む理由は、ビタミンB群の大量消費を防ぐためである。集中しているとき、どんな人でも大量にビタミンB群を消費してしまうが、発達障害のある人は、普通の人よりも、ビタミンB群の消費量が比べものにならないくらい多いはずだからである。

実際にビタミンB群の消費量を比較したわけではないのであくまでも私の仮説だが、普通は集中した作業を1時間、2時間、3時間とおこなえば、ビタミンB群の1時間の消費量も2倍、3倍と比例していくはずである。それに対して発達障害の方の場合は、時間が長くなればなるほど「気持ちのいい」ある種のハイな状態になってしまい、消費量が爆発的に増えていくのではないかと考えられる。

　このようなビタミンB群のムダ使いを防ぐためにも、休憩を挟んで一度リセットする必要がある。

「40分作業して20分休む」を1セットとして、例えば受験生の場合、勉強は午前2セット、午後は3セットまで、などと説明している。これは、私が患者さんを見てきて実感しているベストな設定なのである。休んでいるときは、その場を離れてほかのことをしてもらったり、ストレッチなどをしたりしてもいい。

　ちなみに休むといっても、寝るという意味ではない。ビタミンB群の消費をストップさせるのが目的だから、「集中している状態をやめる」という意味である。

　例えば休憩中にボーッと休んでいるように見えて、頭のなかでは先ほどまでの「作業」のことを考えてしまっていると、引き続きビタミンB群の消費につながってしまう。これでは休んだことにならない。

　おすすめの方法は、ストレッチをして「痛い」と感じたり、熱いタオルを顔や首にあてたり、シャワーを浴びたり、アロマを焚《た》いたりと、集中作業中に感じていない感覚を体に与えることだ。これが集中をやめるために有効なのだ。ぜひ、仕事や勉強で長時間集中作業をおこなう必要があるときには応用してほしい。

「食べ方」を変えたら発達障害が改善！

私は日々、心身のあらゆる不調に対する栄養アプローチの可能性が広がっていることを実感している。それはもちろん、発達障害に対しても例外ではない。

第4章の「特性別栄養チャート」でもご紹介したように、オーソモレキュラー療法では、発達障害の診断名によって治療法が決まっているわけではないということを、改めてお伝えしておきたい。

注意欠如・多動症だからこう、学習障害だからこうと決めつけず、そのときの症状や特性から、重視する栄養素も変わっていく。また患者さんに必ずおこなっている、詳細な血液検査データや、そのほかの客観的な検査データの結果によっても、そのとき必要な栄養素は変わってくる。

オーソモレキュラーによる治療は、「この栄養素だけを使えばいい」という方法ではないため、基本的には多くの種類の栄養素を補うことになる。

食事については、グルテンフリー・カゼインフリーが基本となるが、糖質制限についてては、その程度は患者さんの状態によって異なっている。

本書の最後に、発達障害と診断されていたが、オーソモレキュラー療法により改善した患者さんの経過を紹介しよう。

症例　注意欠如・多動症、学習障害→小麦、乳製品オフで障害認定がなくなる

F君（9歳・男性）の親御さんは、F君が1歳のとき、発達が遅れていることに気づいた。その後多くの施設で療育を受け、強い症状は改善していた。

私のクリニックをはじめて訪れたのは4歳のときだった。そのとき親御さんから聞いた症状は、言葉の発達がとくに遅く、話せても3語文までということ。そしてこだわりが強く、偏食で、音に対して敏感なところがあり、不快な音があると耳をふさぐという。

初診時の血液検査のデータでは、たんぱく質不足、鉄不足、重度のビタミンB群不足だった。これらは、偏食と腸内環境が悪いことが原因と考えられた。

そこで食事面では、腸内環境が悪いこともありグルテンフリー・カゼインフリーを厳格におこなってもらった。さらにたんぱく質を増やすときには、アレルギー形成を避けるためのローテーションも気を付けてもらうようにした。成長期ということもあり、摂取したたんぱく質の利用効率を上げるために少量の糖質を併用することにしたが、米と根菜類に限定した。

加えて、検査データからとくに不足が重度で食事からの補充では十分でない鉄、ビタミンB群、ビタミンDとともに、腸内環境の改善のためにプロバイオティクスなどのサプリ

メントも併用した。
症状のなかでは、言葉の発達がとくに問題と思われ、ＤＨＡの補充が必要と判断したが、こちらは検査データよりも、症状から必要量を判断していくことにした。
以下、治療経過とともに、Ｆ君の変化の報告である。

［治療４カ月後］
Ｆ君の幼稚園の先生から「まわりの友だちが泣くと、もらい泣きをするようになった」「友だちに物をあげる、手をつなごうとするなど、積極性が出てきた」「食べられるものが増えてきた」と報告があった。
また母親からは「言葉の数は増えないものの、その場にあった適切な言葉をいうようになった」「サプリメントが切れている時期に、たまたま夕食に天ぷらを食べさせたところ、落ち着きがなくなり手がつけられなくなった。それ以来、食事の重要性がわかった」という話があった。おそらく天ぷらの衣に含まれるグルテンに反応したものだと思われる。

［治療10カ月後］
幼稚園では以前は１人でいるか、先生などの大人といるかのどちらかだったが、友だち

と遊んだり追いかけっこをするようになり、手を振り返すようになった。
家庭では便の状態がよくなり、体格がしっかりして風邪をひきにくくなった、大きな音には耳をふさぐものの、そこからパニックになることがなくなったという。また「玄関にあるスリッパを履いて」「台所からコップを持ってきて」など、母親からの複数の指示が耳に入るようになり、自分で考えて行動できるようになった。

[治療16カ月後]

複雑な説明や気持ちが含まれる表現ができるなど、言葉が著しく発達した。そして、映画館で映画を観ることができた、運動会ではっぴを着て皆と一緒に踊れた、リレーで最後まで走れた、などの変化が見られ、音への敏感さが明らかに軽減した。
またF君は体の過敏さがあり、散髪は家でおこなっていた。その際、以前は首にタオルを巻くのが大変で2時間以上かかっていたが、30分で終わるようになったという。

[治療3～4年後：現在]

小学校へは支援級で入学したが、算数は普通級でも問題がないレベルだといわれるようになり、団体行動も問題なくできるようになった。さらには、発達検査を受けたところ障害認定が非該当となり、手帳を返上することになった。

苦手な食べ物に挑戦するなど積極性も出てきた。また「恥ずかしい」という感覚が出てくるようになり、高度なコミュニケーションもできるようになった。母親からは「いろいろな補助の必要がなくなった。それが目標だったので、とても嬉しい」という言葉をいただいた。

症例 自閉スペクトラム症、注意欠如・多動症、学習障害の混合型→総合的な栄養療法で身長も学力も伸びた

G君（11歳・男性）は7歳のときに自閉スペクトラム症、注意欠如・多動症、学習障害の混合型と診断された。投薬治療はおこなわず、小学校では支援学級に在籍していた。

私のクリニックに来たのは9歳のときだ。お母さんが私の本を読んでオーソモレキュラー療法に興味を持ち、食事を見直したところ短期記憶が改善したため効果を実感、受診を決めたという。G君は食事を変えていくなかで、以前は大好きだった甘いものをあまりほしがらなくなったそうだ。

そこで、G君にはグルテンフリー・カゼインフリー、そして糖質制限と高たんぱく、高脂質の食事指導とサプリメントによる治療を開始した。

最初の血液検査では鉄不足が顕著で、そのほかにもビタミンB群の不足があった。また症状や検査データから、低血糖症も予想された。

自覚症状のチェックリストの初診時と9カ月後の比較を見るとわかるように、くしゃみ、鼻水、目のかゆみなどが改善している。これは、粘膜が丈夫になったことを示している。また、下痢や便秘などの腸トラブルも改善している。そのほか、メンタル系の症状も明らかに改善していた。

9カ月後の血液検査の結果を見ると、食事の変更とサプリメントによる栄養補充がさらに功を奏し、総たんぱく量、アルブミンがほぼ理想的な状態まで改善された。またALP（アルカリホスファターゼ）が上昇しているのは、鉄やビタミンDの補充によって骨の成長が盛んになったことを示しており、身長が急激に伸びることが予想された。グリコアルブミンの変化は、低血糖の時間がなくなってきていることをしている、良好な変化である。

その他、ヘモグロビン、ヘマトクリット、MCVやフェリチン値の上昇は、鉄の補充による鉄不足の改善を示している。

繰り返しになるが、オーソモレキュラー療法では、発達障害に対して鉄の過不足の評価と正しい補充がとても重要になってくる。G君は鉄不足が顕著だったことから、鉄の適切な補充による改善が著しかった。

図表12 ／ G君の自覚症状の変化

		初診	9カ月後
頭	立ちくらみ、めまいがある	いいえ	時々
	目がよく疲れたり痛む	いいえ	時々
口腔	口内炎ができる	時々	いいえ
	のどの不快感がある	時々	いいえ
	くしゃみ、鼻水、目がかゆくなる	ひどい	時々
	咳や痰が出る	いいえ	時々
腹	下痢をしやすい	ひどい	いいえ
	食べ物がのどや胃にもたれる	時々	いいえ
	便秘する	時々	いいえ
四肢	手足が冷える、しもやけになる	いいえ	時々
全身	疲れる、よく風邪をひく	ひどい	いいえ
	寒さに敏感だ。クーラーは苦手である	時々	いいえ
	汗をかき、顔が熱くなる（ほてる）	時々	いいえ
	急に体重が増えた	ひどい	いいえ
	顔や手足、眼瞼がむくむ	時々	いいえ
心	つまらない事にくよくよしたり憂うつ・不安になる	時々	いいえ
	毎日の気分は？	平凡	ほぼ充実
	ストレスが多い	時々	いいえ
	対人関係がうまくいかず、つらいと感じる	ひどい	いいえ

くしゃみ、鼻水、目のかゆみなどの改善は、粘膜が丈夫になったことを示している。下痢や便秘などの便通トラブルのほか、メンタル系の症状も改善している。

図表13 ／ G君の検査データの推移

検査項目	初診	9カ月後
総タンパク(g/dℓ)	6.9	7.5
アルブミン(g/dℓ)	4.5	4.9
ALP(IU/L)	913	1175
グリコアルブミン(%)	12.7	13.3
赤血球数(万/μℓ)	528	509
ヘモグロビン(g/dℓ)	14.4	14.5
ヘマトクリット(%)	42.4	44.5
MCV(Fl)	80.3	87
フェリチン(ng/mℓ)	15	44.9

図表14 ／ G君の「特性別栄養チャート」

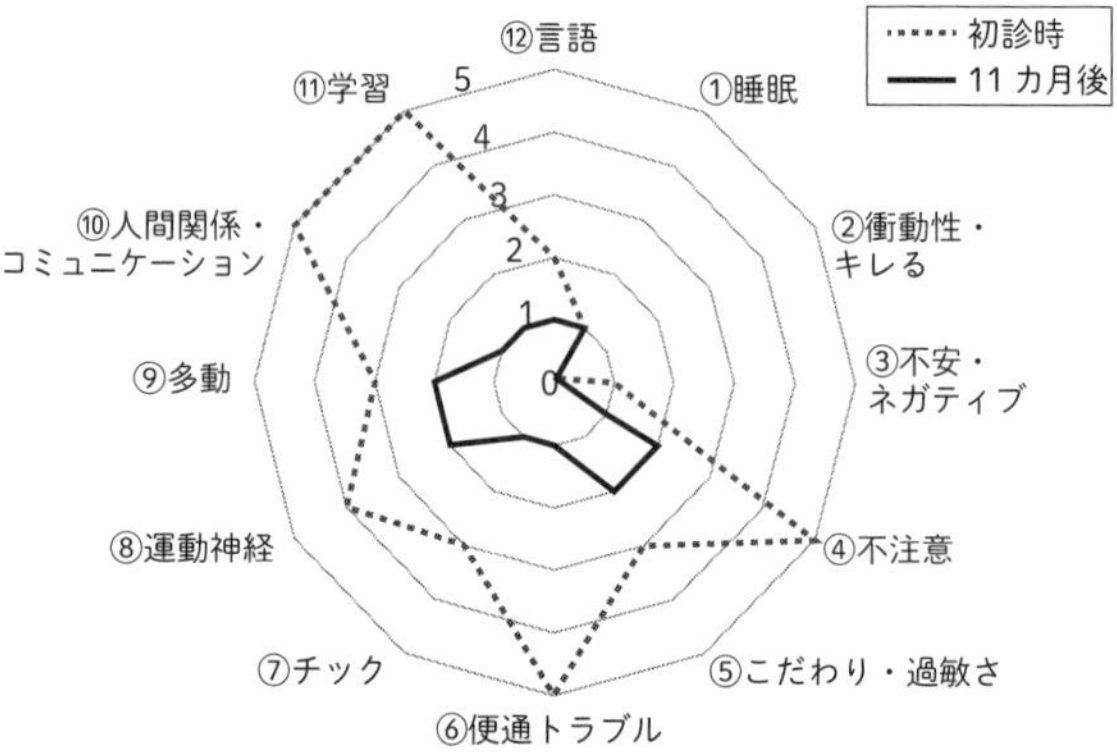

診断は自閉スペクトラム症、注意欠如・多動症、学習障害の混合型。グルテンフリー・カゼインフリー、糖質制限のほか、鉄を補充したところ、身長も伸びた。学習面も著しく改善し、同級生ともコミュニケーションがとれるようになった。

治療を開始して9カ月後には身長が4cm伸び、体重は2kg減少して、とくにおなかまわりが引き締まった。糖質制限による変化で、治療前よりも高カロリー食をとっているにもかかわらず、ダイエットできたのである。

また興味の幅も広がり、対人面において受け答えがしっかり適切にできるようになった。以前は注意欠如・多動症の傾向から身なりを整えることができなかったが、洋服にも注意をはらうようになった。

さらに特筆すべきは学習面の変化である。支援級から普通級に移ることができたのだが、それだけではない。普通級でも成績優秀で、漢字テストはほぼ毎回100点。また、英検5級に合格し、先日は4級に合格したと報告を受けた。さらに今では韓国語にも興味を持つようになり、自ら勉強しているという。学習面の著しい改善は、栄養状態を整えたうえで、DHAを補充したことによる効果と思われる。

コミュニケーションや社会性の分野でも著しい改善が見られた。同じ世代の友だちとの人間関係を構築することができなかったが、最近では学校が終わると友だちが家に遊びに来るようになり、会話やゲームを楽しむようになっている。

いわゆる「あうんの呼吸」ができるようになるのは、発達障害の改善の過程においてとてもよい状態になっていることを示すものだ。先日いただいたお父様からの経過報告では、同級生だけで電車に乗って遠出をするようになったとのこと、これまでとは違った心配が増えることになったが、親御さんとしては嬉しい心配といえるものだろう。

G君の場合には、学習障害（LD）と診断されていたため、治療前の「特性別栄養チャート」では、学習と人間関係・コミュニケーションの分野でとくに重度にチェックされていた。漢字テストでは細かいところが正しく書けないため、ほとんど点数を取ることができなかったが、現在では筆圧もしっかりしたきれいな文字を書けるようになっている。

G君のチャートでは、初診時は血液検査の所見と一致するビタミンB群不足と関係する「不注意」、さらに鉄とも関係の強い「運動神経」などとともに、DHAの不足に関係する「人間関係・コミュニケーション」と「学習」がとくに問題として大きいことがわかる。

図表15 ／ Hさんの「特性別栄養チャート」

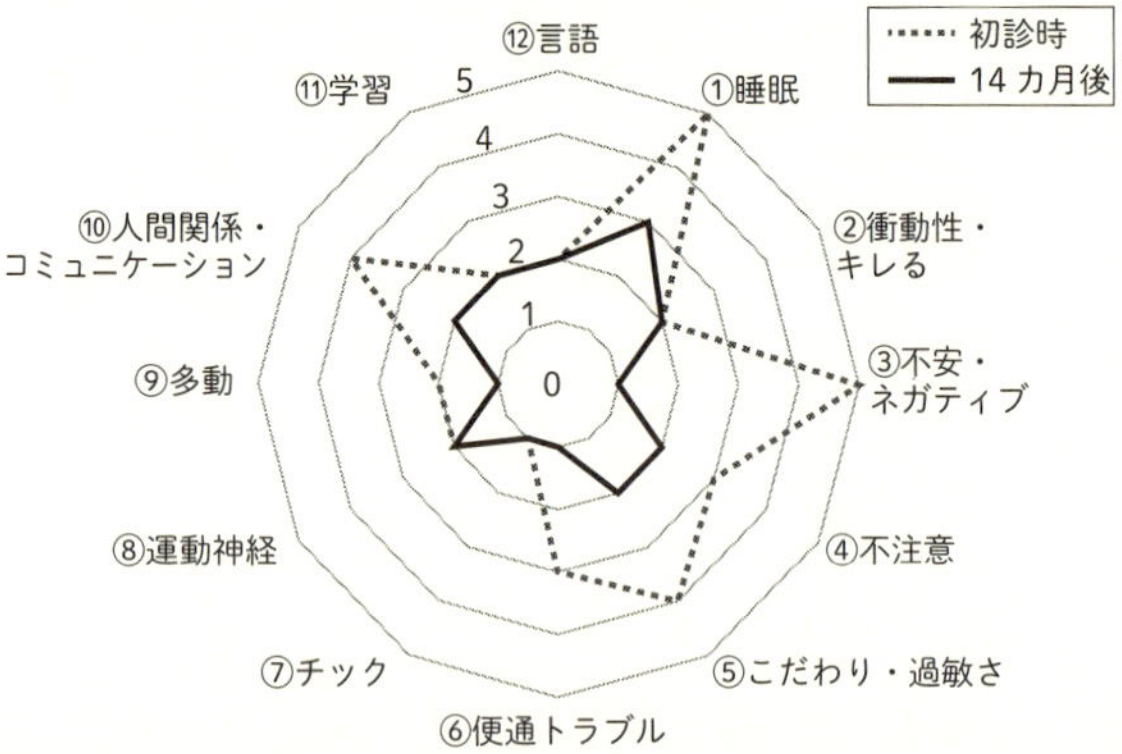

適応障害と診断されていたが、投薬による改善は見られなかった。22歳のときに、自閉スペクトラム症と注意欠如・多動症と診断される。検査の結果、重度の低血糖症が見られたため、糖質制限を中心とした食事指導をおこない、抑うつ状態がなくなった。

そしてそれらにアプローチした総合的な栄養療法によって、11カ月後には発達の偏りが見事に改善し、英語などは同級生よりも高いレベルに到達した。DHA不足と関係する「人間関係・コミュニケーション」「学習」「言語」の特性が改善するのは、オーソモレキュラー療法でも最終段階で得られることが多く、とても良好な経過といえる。

症例　自閉スペクトラム症と注意欠如・多動症の混合型→低血糖症の改善で抑うつ感が消えた

Hさん（27歳・女性）が初診に訪れたのは22歳のとき。Hさんが語ってくれたこれまでの経過は、以下のようなものだった。

小さい頃から忘れ物が多く、よく注意され

図表16 ／ Hさんの治療経過

検査項目	初診	9カ月後	14カ月後
BMI	30.1	27.8	24.2
γ-GTP(U/ℓ)	61	28	21
BUN(mg/dℓ)	8	12	14
中性脂肪(mg/dℓ)	288	148	92
グリコアルブミン(%)	11.2	13.1	14.2
ストレスが多い	はい	はい	はい
抑うつ感	ひどい	時々	いいえ
頭痛	ひどい	時々	いいえ
投薬数	4種類	1種類	なし

糖質制限の効果もあり、中性脂肪が大幅に減少し、ＢＭＩも適正になった。初診時は抑うつ感を訴えていたが、14カ月後には「いいえ」になっている。

ていた。しかし、勉強はできるほうだったため、小学校のときはとくに問題を感じなかったという。

中学生になるとクラブ活動が必須となり、放課後に授業以外で友だちと濃密な時間を過ごすようになる。その頃からHさんはそのような関係にとても疲れを感じるようになった。

18歳頃から朝起きるのがつらくなり、時にうつ症状を自覚しはじめ、学校を休みがちになった。とくに生理前や生理中は抑うつ感と疲労感が増すのを実感していた。

精神科を受診したところ、適応障害と診断。デプロメールなどの抗うつ剤と睡眠薬を処方された。それ以降も通院したが、劇的に効果があった薬はなく、寝つきがよくなるため薬だけは継続していたという。

22歳になって発達障害のことをはじめて知り、インターネットのチェックリストで確認したHさんは、「自分は自閉スペクトラム症の傾向がある」と思ったという。そこである大学の心理学教室でテストを受けたところ、自閉スペクトラム症と注意欠如・多動症の混合型だといわれたそうだ。

同じ頃、うつ病に対するオーソモレキュラー療法のことを知り、自分で栄養面に気をつけて実践してみたところ、睡眠の改善と情報処理能力の向上を実感したHさんは、より専門的な治療をしたいと私のクリニックを訪れた。

初診時に訴えていた一番つらい症状は、「生きているという実感がないこと」だった。このことは、なかなか他人に理解してもらえないという。

初診時の血液検査のデータの所見では、糖質依存による低血糖症があり、それに関係する脂肪肝、肥満が見られた。低血糖症により夕方の眠気やイライラ、うつ傾向などがひどかったのではないかと想像できる検査結果だった。Hさんのように、抗うつ剤が効かないうつ症状では、実は低血糖症によるうつ症状であることが多い。

同時にたんぱく質不足、ビタミンB群不足も見られた。そこで食事指導とともに、ビタミンB群を中心としたサプリメントによる治療を開始した。

181ページの図表16が、治療して9カ月後、14カ月後の検査結果である。肥満度がわかるBMIの値は30・1から24・2に減少（18・5～25未満が適正体重）になり、中性脂肪も大きく減った。糖質制限、高たんぱく、高脂質の食事指導をしたため、高カロリーにもかかわらず、順調にダイエットが進んだ。グリコアルブミンの変化は、低血糖の時間帯がなくなったことを意味している。

Hさんの「特性別栄養チャート」では、初診時には低血糖に関係の深い「睡眠」とビタミンB群不足に関係する「不安・ネガティブ」「こだわり・過敏さ」が日常生活の大きな問題であった。これらは血液検査データから読み取れる栄養不足と一致しており、積極的な栄養療法によって症状の改善が期待できるものであった。

14カ月後には、大きな問題であった「不安・ネガティブと」いう特性の改善が著しく、それに関係するのか「生きているという実感がないこと」という初診時の主訴が「なし」になっている。診察室の印象も非常に明るい雰囲気になり、27歳のとても素敵なキラキラした女性になっている。

おわりに

本書の執筆中、あるジャーナリストから取材の連絡が来た。自閉症や発達障害の子どもに対するさまざまな治療で実績を上げている医師に取材したところ、多くの医師から溝口の名前を聞いたため、連絡してきたのだそうだ。ところが取材の前日、東京大学の心療内科の医師に、新宿溝口クリニックの溝口医師の取材に行くことを伝えると、いきなり態度が変わり、溝口とオーソモレキュラー療法に対してエビデンス（証拠や根拠）がない、いかがわしい治療法であると激しい口調で非難しはじめたという。

そして本書の執筆も終盤になった頃、『自閉症革命』（星和書店）という書籍が出版された。この本は、米国の『The Autism Revolution』というタイトルの翻訳本である。著者のマーサ・ハーバート博士はハーバード大学医学部大学院助教授であり、マサチューセッツ総合病院の小児神経科医でもある。日本でいえば、東京大学のえらい先生であり聖路加国際病院の小児神経科の専門医、といった肩書きだろうか。翻訳本は480ページにも及ぶ分厚いもので、脳と腸の関係や最適な食事や栄養補充によるアプローチの有効性と重要性が強調され、かなりのページが費やされていた。

　私はこの本をむさぼるように読み、米国における自閉症への医学会の取り組みの変化を強く感じた。それというのも、私がこの治療に出会い発達障害の患者さんへの実際の治療へ応用しはじめた２０００年当時、アメリカの医学会は食事や栄養への関心はなく、不治の病として扱っていたからだ。

　東大の医師がいかがわしい治療であると非難する一方、アメリカでは最も権威ある大学であるハーバード大学の助教授が、自閉症に関する書籍で食事や栄養の重要性を強調し書籍を出版する時代になっているのである。

　本書で紹介した患者さんは、新宿溝口クリニックを受診され、食事の変更とサプリメントによる栄養補充をおこなった方々である。このオーソモレキュラー療法は、まだまだ一般的に知られているものではなく、子どもの患者さんであればご両親が、大人の患者さんであれば自らが、勇気ある選択をおこない、ある意味チャレンジしたのである。

　最近では20年近くこの治療を継続している患者さんもいるため、初期には考えられなかったほど改善し、大学に入学した報告や就職した報告などを聞くことができ、心から嬉しく感じるとともに、あの当時からこの治療に取り組まれたご両親やご家族の勇気に敬意を感じるのである。

大人の発達障害の概念は、最近でこそ多くのマスコミで取り上げられるようになったため、医師のあいだでも認識されるようになったかもしれない。これまで発達障害に伴うストレスへの二次的な反応としてのうつ症状や不安症状などから判断し、うつ病や不安障害、ときには統合失調症などと診断されていることがとても多かった。そのような場合、症状の本質は発達障害にあるため、通常より薬の効果が乏しく、多剤併用になることが多い。正しく発達障害が理解されることによって、表面的な症状への対症療法的な精神科の投薬治療はかなり減るものと思う。

『自閉症革命』では、サブタイトルが「『信じることを見る』から『見たことを信じる』へ」となっている。しかし、自閉症や発達障害は治らないと決めつけている医師には、本書で紹介した患者さんの改善は、たまたまの例外と片付けられてしまうのだ。

前述した東大医師の取材翌日に訪れたジャーナリストに、「欧米ではこれほど知られていて、国内でも多くの患者さんが改善している栄養療法や脳腸相関の考え方が、どうやったら日本の医学会で一般的になるのでしょうか」と質問された。それに対して私は、「東大のえらい先生が認めたときですね」と皮肉を込めて答えた。

日本の医学会では、どんなにすばらしい治療法がおこなわれていたとしても、それを権威ある学会やえらい先生が認めなければ、いかがわしいエビデンスのない治療とされてエしまう。せめて彼らが本書で紹介した患者さんを例外として扱うのではなく、なぜこのように改善したのだろうと見方を変えてくれるだけで、扉は大きく開かれるはずだ。

子どもの発達障害にテーマを絞った書籍『子どもの「困った」は食事でよくなる』（青春出版社刊・現在は電子書籍のみ）を執筆したのは2011年だった。それから8年経過し、その著書で紹介した患者さんには、結婚し妊娠・出産まで経験されている方もいる。

この8年のあいだに、食事や栄養素が持つ身体や脳を改善させる可能性について、一般の方々へは広く認知されるようになった。それにはSNSを介した情報の提供が貢献していると思う。

これから先は、あふれる情報を正しく判断することが必要となるであろう。そのためにも専門家である医師が個々の患者さんやご家族に、そのときの病態に応じた正しい栄養指導ができるよう勉強しなくてはならない。

オーソモレキュラー療法は徐々に日本でも認知され、2019年6月には約2500の施設が臨床に応用するようになった。この分野でオーソモレキュラー療法をはじめとする栄養療法が広く認知され一般化することは、発達障害に悩む子どもさんの将来に対して大きく貢献することを意味する。

そのためには、まだまだ自分もやらなくてはならないことがたくさんある。テレビの取材でも本書のように著書で経過を紹介するときでも、多くの患者さんが協力してくれる。大好きな甘いお菓子を自ら我慢するお子さんの患者さんがいる。私はそんな多くの患者さんから、いつもパワーをいただいている。

この本は、そのような多くの患者さんたちの協力によってでき上がったものである。

本書が、「発達障害」とレッテルを貼られて日々違和感に苦しみ、本当の自分を探している多くのお子さんや大人の方々に貢献することを、心より願っている。

オーソモレキュラー療法（分子整合栄養療法）
についてのお問い合わせ先

新宿溝口クリニック

電話　03-3350-8988
ホームページ　http://www.shinjuku-clinic.jp

オーソモレキュラー栄養医学研究所

ホームページ　http://www.orthomolecular.jp

青春新書 *INTELLIGENCE*

こころ涌き立つ「知」の冒険

いまを生きる

"青春新書"は昭和三一年に——若い日に常にあなたの心の友として、その糧となり実になる多様な知恵が、生きる指標として勇気と力になり、すぐに役立つ——をモットーに創刊された。

そして昭和三八年、新しい時代の気運の中で、新書"プレイブックス"にその役目のバトンを渡した。「人生を自由自在に活動《プレイ》する」のキャッチコピーのもと——すべてのうっ積を吹きとばし、自由闊達な活動力を培養し、勇気と自信を生み出す最も楽しいシリーズ——となった。

いまや、私たちはバブル経済崩壊後の混沌とした価値観のただ中にいる。その価値観は常に未曾有の変貌を見せ、社会は少子高齢化し、地球規模の環境問題等は解決の兆しを見せない。私たちはあらゆる不安と懐疑に対峙している。

本シリーズ"青春新書インテリジェンス"はまさに、この時代の欲求によってプレイブックスから分化・刊行された。それは即ち、「心の中に自らの青春の輝きを失わない旺盛な知力、活力への欲求」に他ならない。応えるべきキャッチコピーは「こころ涌き立つ"知"の冒険」である。

予測のつかない時代にあって、一人ひとりの足元を照らし出すシリーズでありたいと願う。青春出版社は本年創業五〇周年を迎えた。これはひとえに長年に亘る多くの読者の熱いご支持の賜物である。社員一同深く感謝し、より一層世の中に希望と勇気の明るい光を放つ書籍を出版すべく、鋭意志すものである。

平成一七年　　刊行者　小澤源太郎

著者紹介
溝口　徹〈みぞぐち とおる〉
1964年神奈川県生まれ。福島県立医科大学卒業。横浜市立大学病院、国立循環器病センターを経て、1996年、痛みや内科系疾患を扱う辻堂クリニックを開設。2003年には日本初の栄養療法専門クリニックである新宿溝口クリニックを開設。オーソモレキュラー（分子整合栄養医学）療法に基づくアプローチで、精神疾患のほか多くの疾患の治療にあたるとともに、患者や医師向けの講演会もおこなっている。
著書に『【最新版】「うつ」は食べ物が原因だった！』（小社刊）、『最強の栄養療法「オーソモレキュラー」入門』（光文社）、『ツライときは食事を変えよう』（共著、主婦の友社）などがある。

腸《ちょう》から脳《のう》を整《ととの》える最新栄養医学《さいしんえいようい がく》
発達障害《はったつしょうがい》は食事《しょくじ》でよくなる　青春新書 INTELLIGENCE

2019年9月15日　第1刷

著　者　溝《みぞ》口《ぐち》　徹《とおる》

発行者　小澤源太郎

責任編集　株式会社プライム涌光
電話　編集部　03(3203)2850

発行所　東京都新宿区若松町12番1号 〒162-0056　株式会社青春出版社
電話　営業部　03(3207)1916　振替番号　00190-7-98602

印刷・中央精版印刷　製本・ナショナル製本

ISBN978-4-413-04579-7